Das Richtige essen – gesund bleiben

Nur die richtige, die ausgewogene Ernährung hält uns gesund, und ausgewogen ist unsere Ernährung dann, wenn unser Körper ausreichend versorgt ist mit essentiellen, lebenswichtigen Nährstoffen: mit Eiweiß, Fett, Kohlenhydraten, den Energielieferanten, mit Vitaminen und Mineralstoffen, die gleichermaßen unentbehrlich sind für das reibungslose Funktionieren aller Stoffwechselvorgänge. Da unser Körper sie nicht bilden kann, müssen wir Mineralstoffe mit der Nahrung zuführen.

Gerade in jüngster Zeit ist immer häufiger von Mineralstoffen die Rede, meist im Zusammenhang mit Mineralstoffmangel und seinen Auswirkungen auf Gesundheit und Leistungsfähigkeit. Schon die regelmäßige Einnahme von Abführmitteln führt zu Kaliummangel, auch durch wiederholte Abmagerungskuren kann es dazu kommen. Kaliummangel, um bei diesem Beispiel zu bleiben, verschlechtert die Funktionen vor allem der zu den Muskeln führenden Nerven, Muskelschwäche ist die Folge. Dadurch kann es zu Herzstörungen kommen, zu Verstopfung bis zur Darmlähmung oder zu einem Blutdruckabfall bis zum Kollaps. Mineralstoffmangel können Sie verhindern, indem Sie sich mit einer ausgewogenen Ernährung Mineralstoffe in bedarfsgerechter Menge zuführen.

Der *GU Kompaß Mineralstoffe* hilft Ihnen bei der Auswahl der richtigen Lebensmittel, er hilft Ihnen dabei, sich ausgewogen zu ernähren. Sie erfahren alles Wissenswerte über Mineralstoffe (→ Seite 4) – ihre Bedeutung für den Stoffwechsel, die von der Deutschen Gesellschaft für Ernährung (DGE) empfohlene tägliche Zufuhr, Mangelerscheinungen und die Folgen von Überdosierung. Diese Informationen machen unter anderem deutlich, daß nur der Arzt entscheiden kann, wann die Einnahme von Mineralstoffpräparaten angezeigt ist.

Kernstück dieses kleinen, kompakten Ernährungs-Ratgebers ist die umfangreiche Lebensmittel-Tabelle (→ Seite 38), in der Sie die Werte von 13 Mineralstoffen und die Energiewerte unserer wichtigsten Lebensmittel ablesen können.

Schon als Einkaufshilfe sollten Sie diese Tabelle nutzen, sie erleichtert es Ihnen, die richtigen Lebensmittel gezielt auszuwählen.

Was Sie über Mineral- stoffe wissen sollten

Mineralstoffe sind Substanzen aus dem mineralischen, unbe- lebten Teil unserer Erde. Trotz- dem haben diese Stoffe große Bedeutung auch für Lebewe- sen. Ob sie als stützende Ele- mente in den Körper eingebaut, ob sie Bestandteil der lebenden Körpersubstanz sind oder »nur« als Farbstoffe zum Beispiel der Werbung um einen Partner die- nen – ohne sie wäre Leben undenkbar.

Mineralstoffe kommen in der Natur überwiegend als »Salze« vor. Solche Salze bauen bei- spielsweise unser Skelett auf. Manche dieser Salze sind in Wasser gelöst, wobei sie in klei- ne Bausteine zerfallen, die Ionen. Darunter versteht man die elektrisch geladenen Teil- chen eines Stoffes. Sie spielen in unserem zum größten Teil aus Wasser bestehenden Körper eine überragende Rolle.

Mineralstoffe werden von un- serem Körper in deutlich un- terschiedlichen Mengen ge- braucht. Deshalb sind sie in zwei Gruppen eingeteilt:

Mengenelemente, mit Gewichtsanteilen von 25 bis 1000 Gramm (g) im Körper eines Erwachsenen. In diese Mineralstoffgruppe werden *Natrium, Kalium, Kalzium, Magnesium, Phosphor, Chlor* und *Schwefel* eingeordnet. Ihre Mengenangaben in den Lebens- mitteln erfolgen in Gramm (g) oder in Milligramm (mg).

Spurenelemente, nur in »Spu- ren« im Körper vorhanden; bei einem Erwachsenen etwa mit einem Gewichtsanteil von 1 Milligramm (mg) bis 5 Gramm (g). Während solche Mengen früher nicht meßbar waren, ist man ihnen mit den verbesserten Analysemethoden von heute auf der Spur, auch wenn noch längst nicht alle Aufgaben dieser Stoffe aufgeklärt sind. Zu den in diesem Kompaß vorgestellten Spurenelementen gehören *Eisen, Kupfer, Kobalt, Selen, Mangan, Molybdän, Chrom, Zink, Jod, Fluor, Silicium, Nickel* und *Vanadium*. Wegen der geringen Mengen in den Nah- rungsmitteln erfolgen manche Mengenangaben sogar in milli- onstel Gramm (= Mikrogramm = 1 μg = 0,001 mg).

Im folgenden sind alle wichtigen Mengen- und Spurenelemente ausführlich vorgestellt:

Die **Bedeutung für den Körper** steht als wichtigste Information an erster Stelle. Unter diesem Stichwort werden, soweit man sie kennt, die vielfältigen Aufga- ben eines jeden Stoffes vor- gestellt. Einige Funktionen haben die Mineralstoffe jedoch gemeinsam: In gelöster Form sind sie mehr oder weniger gleichmäßig über alle Körperflüssigkeiten verteilt. Vor allem die Mengenelemente tragen durch ihre Anziehungskraft auf Wasser dazu bei, daß ein Austrocknen unseres Körpers verhindert wird – sie regulieren unseren *Wasserhaushalt*. Wer einmal starkes Erbrechen oder Durchfall gehabt hat, weiß, wie schwerwiegend großer Wasser- und Mineralsalzverlust ist: Ein Verlust von 15 bis 20 % führt zum Tode. Dank ihrer Kleinheit können Ionen den Wasserhaushalt jeder einzelnen unserer nur im Mikroskop erkennbaren Körperzellen regeln.

Alles, was in unserem Organismus geschieht, verbraucht Energie. Diese Energie beziehen wir aus der Nahrung, indem wir sie durch eine schier unendliche Zahl chemischer Reaktionen zerlegen und unbrauchbare Stoffe wieder ausscheiden. Die Gesamtheit dieser Vorgänge nennen wir *Stoffwechsel*.

Die elektrische Ladung der als Ionen vorliegenden Mineralstoffe nutzt der Körper zur *Weiterleitung von Information*. Vor allem Nerven und Muskeln bedienen sich dieser Eigenschaft. Ohne Ionen wären die großen Leistungen unseres Gehirns nicht denkbar. Gleichzeitig sorgen einige von ihnen dafür, daß unser Körper für alle Lebensvorgänge gleichbleibende Bedingungen bietet. Indem sie zum Beispiel eine Übersäuerung verhindern, regeln Ionen den *Säure-Base-Haushalt* des Körpers. Dabei werden die im Stoffwechselgeschehen entstehenden Säuren und ihre chemischen Gegenspieler, die Basen, neutralisiert.

Spurenelemente spielen beim Stoffwechsel eine wichtige Rolle. Meist sind sie der wesentliche Bestandteil von Substanzen, die dabei eine Steueraufgabe besitzen. Dazu gehören einerseits die in speziellen Drüsen gebildeten *Hormone*, mit denen langfristige Regulierungsaufgaben im Körper erfolgen, zum Beispiel wenn ein Streßzustand längerfristig alle unsere Energien fordert. Zum anderen müssen alle chemischen Reaktionen des Stoffwechsels nach Bedarf geregelt werden. Dies ist die Aufgabe von *Enzymen*, die meist aus einem Eiweißanteil und einem Spurenelement bestehen.

Das Wissen über **Vorkommen und Stoffwechsel** eines Mineralstoffes ist für die Zusammenstellung der Ernährung wichtig. Dazu brauchen Sie die Information, in welchem Nahrungsmittel er vorkommt und wie gut er vom Körper aufgenommen wird. Die *Resorption*, das heißt der Übertritt vom Darm ins Blut, ist nicht bei allen Stoffen gleich gut. Manchmal beeinträchtigen oder fördern auch andere Stoffe die Resorption – in diesem Abschnitt erfahren Sie jeweils, welche Beeinflussungen vorliegen können.

Dem Abschnitt **empfohlene tägliche Zufuhr** (nach Angabe der Deutschen Gesellschaft für Ernährung, DGE) können Sie Ihren »Tagesbedarf« entnehmen; er schwankt je nach Lebensalter und Situation: Es macht einen Unterschied, ob man sich im Wachstum befindet, schwanger ist oder in hohem Alter die Nährstoffe schlechter resorbiert. Zudem erfahren Sie, wovon der Bedarf möglicherweise noch abhängt. Mit Hilfe der Empfehlungen für die Zufuhr können Sie Ihren täglichen Ernährungsplan zusammenstellen.

Wenn Sie glauben, **Mangelerscheinungen** an sich zu beobachten, orientieren Sie sich bitte an den Informationen in diesem Abschnitt. Bei vielen Mineralstoffen werden Sie erkennen, daß es mit einer ausgewogenen Ernährung zu einem Mangel gar nicht kommen kann. Viel zu häufig wird

aus Angst oder gemäß dem Motto »Viel hilft auch viel« zu Mineralstoffpräparaten gegriffen. In solchen Fällen ist eher die Gefahr einer Überdosierung gegeben oder die einer gestörten Balance. Da die meisten Mineralstoffe über die Stoffwechselvorgänge miteinander verknüpft sind, können solche Eingriffe unerwartete Effekte mit sich bringen. Wird zum Beispiel durch entsprechende Präparate der Kalziumspiegel erhöht, ohne gleichzeitig Magnesium zuzuführen, so resultiert daraus ein Magnesiummangel, denn Kalzium und Magnesium müssen in einem ausgewogenen Verhältnis zueinander im Körper vorkommen.

Die Erläuterungen über die **Folgen einer Überdosierung** zeigen Ihnen auch, welche Folgen der falsche Umgang mit Mineralstoffpräparaten haben kann. Deshalb: Die Einnahme von Mineralstoffpräparaten sollte nur nach Absprache mit dem Arzt erfolgen, wenn akute Mängel vorliegen oder in Ausnahmesituationen während Diäten oder einer Schwangerschaft. Eine gezielte Mineralstoffzufuhr durch geeignete Lebensmittel ist weit ausgewogener und in jedem Fall vorzuziehen.

Natrium – unentbehrlich für den Wasserhaushalt

Bedeutung für den Körper

Das metallische Element Natrium macht im Körper eines Erwachsenen eine Gesamtmenge von etwa 100 g aus. Meist gelangt es als Bestandteil wasserlöslicher Natrium-Salze (wie Kochsalz) in den Organismus. Dort gehen die Salze in Lösung, und der Natriumanteil wird als elektrisch geladenes Teilchen (Natrium-Ion) frei. In dieser Form spielt Natrium für den Wasserhaushalt des Körpers eine große Rolle. Es regelt die Wassermenge innerhalb, vor allem aber außerhalb der Zelle und ist an der Regulation des Säure-Base-Haushalts beteiligt. Es beeinflußt die Aufnahme von Zucker und Aminosäuren (Eiweißbausteinen) in unsere Körperzellen und wird für die Erregbarkeit von Muskeln und Nerven benötigt. Darüber hinaus kann es über Wirkstoffe (Enzyme) den notwendigen chemischen Umbau von Körpersubstanz anregen.

Vorkommen und Stoffwechsel

Die wichtigste Natriumquelle ist Kochsalz (Natriumchlorid), aber auch andere Natriumsalze wie Natriumcarbonat, -phosphat, -lactat oder -citrat kommen in der Nahrung vor. Man findet sie vor allem in geräucherten und gesalzenen Produkten wie Wurstwaren, Käse, Salzhering, Fleisch und Brot, aber zum Beispiel auch in Backpulver. Natrium wird im Darm leicht und schnell aufgenommen, Überschüsse werden bei Gesunden bevorzugt über die Nieren, aber auch mit dem Schweiß ausgeschieden.

Empfohlene tägliche Zufuhr

Der Mindestbedarf des Menschen liegt bei etwa einem halben Gramm pro Tag und ist von Alter, Geschlecht und abgesonderter Schweißmenge abhängig. Die wünschenswerte Zufuhr für Erwachsene liegt bei 2 bis 3 g/Tag (= 2000 bis 3000 mg/Tag), für Kinder und Jugendliche bei 1 bis 2 g/Tag (= 1000 bis 2000 mg/Tag) und für Säuglinge bei 0,1 bis 0,3 g/Tag (= 100 bis 300 mg/Tag). In der Regel werden diese Mengen überschritten; bei einer wurst- und käsereichen Ernährung können sie bei über 15 g/Tag liegen. In heißen Ländern und bei sonstigem starken Schwitzen ist der Tagesbedarf erhöht.

Mangelerscheinungen

Ein Natriummangel kann durch starkes Schwitzen, häufiges Erbrechen, anhaltenden Durchfall oder harntreibende Medikamente bei gleichzeitig natriumarmer Ernährung entstehen. Die Unterversorgung macht sich durch Schwäche, Teilnahmslosigkeit und Blutdruckabfall bis hin zu Muskelkrämpfen und Bewußtseinsstörungen bemerkbar.

Folgen bei Überdosierung

Die Reaktionen auf Überdosierung sind unterschiedlich. Allerdings wurde statistisch ein Zusammenhang zwischen dem üblicherweise zu hohen Konsum von Kochsalz und der Häufigkeit hohen Blutdrucks festgestellt. Daneben können Kopfschmerzen, aber auch Wasserstaus (Ödeme) sowie Herz- und Nierenschäden die Folge sein.

• **Das ist zu beachten**

Bei den derzeitigen Ernährungsgewohnheiten sollte das Schwergewicht auf eine Einschränkung von Natriumsalzen gelegt werden, sprich: weniger Salz! Auf eine ausreichende Natriumversorgung zu achten, empfiehlt sich nur bei starkem Schwitzen.

Kalium – Gegenspieler von Natrium

Bedeutung für den Körper

Die Gesamtmenge an Kalium im Körper eines Erwachsenen beträgt etwa 100 g. Kalium kommt hauptsächlich im Inneren der Körperzellen vor und wirkt als Gegenspieler zum Natrium. Wie dieses spielt Kalium bei der Regelung des Wasserhaushalts eine Rolle: Es regelt die Wassermenge außerhalb und vor allem innerhalb der Zelle und ist an der Steuerung des Säure-Base-Haushalts beteiligt. Es ist mitverantwortlich für die Erregungsleitung bei Muskeln und Nerven und beeinflußt die Herztätigkeit. Kalium wirkt indirekt auf eine Reihe von Vorgängen beim Umbau der Körpersubstanz ein, vor allem nimmt es Einfluß auf die Herstellung von Eiweiß und die Energiegewinnung aus Kohlenhydraten. Als Bestandteil der Verdauungssäfte im Magen-Darm-Trakt ist es auch an der Verdauung beteiligt.

Vorkommen und Stoffwechsel

Kalium befindet sich vor allem in Gemüse, Obst und Nüssen als Kaliumsalz. Es wird über den Darm rasch aufgenommen und über die Nieren wieder ausgeschieden, wobei sich die Ausscheidung einer erhöhten Zufuhr anpaßt.

Empfohlene tägliche Zufuhr

Um unumgängliche Verluste auszugleichen, braucht man etwa 1 g Kalium (= 1000 mg) täglich. Die wünschenswerte

Zufuhr beträgt bei Säuglingen 0,3 bis 1 g/Tag (300 bis 1000 mg/Tag), bei Kindern 1 bis 3 g/Tag (= 1000 bis 3000 mg/Tag), bei Jugendlichen und Erwachsenen 3 bis 4 g/Tag (= 3000 bis 4000 mg/Tag). Körperliche Anstrengung mit starkem Schwitzen kann zu Kaliumverlusten von etwa 4 g an einem Tag führen. Entsprechend erhöht sich der Bedarf.

Mangelerscheinungen

Kaliummangel entsteht durch schwere Durchfälle und Erbrechen, durch Abführmittelmißbrauch, durch wassertreibende Medikamente und solche blutdrucksenkende Arzneien, die ebenfalls wassertreibend wirken. Auch ein zu hohes Kochsalzangebot, kombiniert mit einer kaliumarmen Ernährung, oder extreme Abmagerungskuren können eine Unterversorgung mit Kalium zur Folge haben. Kaliummangel verschlechtert die Funktion vor allem der zu den Muskeln führenden Nerven, was sich durch Schwäche- und Schweregefühl in den Muskeln zeigt. Dies kann bis zur Erschlaffung der glatten Muskulatur führen, was Funktionsstörungen des Herzens, Verstopfung bis hin zur Darmlähmung oder Blutdruckabfall bis hin zum Kollaps zur Folge hat.

Folgen bei Überdosierung

Ein erhöhter Kaliumspiegel im Blut kann durch ärztlich verordnete Kaliumgaben oder kaliumsparende harntreibende Mittel sowie bei einer gestörten Kaliumausscheidung oder bei Nierenversagen auftreten. Wie auch bei anhaltender übermäßiger Kaliumzufuhr, zum Beispiel über Mineralstoffpräparate, führt dies zu einem Schwäche- und Schweregefühl der Muskeln, zu Unregelmäßigkeiten des Herzschlags oder zu Kreislaufkollaps bis hin zum Herzstillstand.

• Das ist zu beachten

Alle Abführmittel, auch die als »rein pflanzlich« ausgewiesenen, entziehen dem Darm Kalium! Dies hat eine Erschlaffung der Darmmuskulatur zur Folge, womit die Verdauungsprobleme größer werden. Mit der erneuten Anwendung von Abführmitteln schließt sich der Teufelskreis. Verdauungsproblemen sollten Sie daher mit einer kalium- und ballaststoffreichen Ernährung begegnen. Die Ballaststoffe fördern die Eigenbewegung des Darms und steigern die Tätigkeit der Darmflora. Diese nützlichen Bakterien produzieren Stoffe, die zusätzlich die Arbeit des Darms anregen.

9

Kalzium – für Knochen und Zähne unerläßlich

Bedeutung für den Körper

Kalzium stellt mit etwa 1000 g die größte Mineralstoffmenge im Körper dar, wobei 99% dieser Menge zur Härtung von Knochen und Zähnen eingebaut sind. Kalzium dient dem Aufbau des Stützapparates (Skelett), der gleichzeitig ein großer Kalziumspeicher ist. Gelöste Kalziumteilchen finden sich innerhalb und außerhalb der Körperzellen. An der Membran (Haut) der Körperzellen nimmt Kalzium Einfluß darauf, welche Stoffe in die Zelle hineinkommen oder sie verlassen. Bei Nerven- und Muskelzellen ist es für die Fortleitung von Impulsen zuständig. Daneben wirkt es über Vermittlerstoffe auf viele Stoffwechselvorgänge ein und aktiviert auf diese Weise zum Beispiel die Blutgerinnung. Ein- und Abbau, Aufnahme und Ausscheidung von Kalzium werden durch Hormone der Nebenschilddrüse geregelt. Sinkt zum Beispiel der Kalziumspiegel im Blut ab, so wird kurzfristig über die Vermittlung eines Hormons der Nebenschilddrüse (Parathormon) Kalzium aus dem Skelett mobilisiert, die Kalzium-Aufnahme im Darm erhöht und weniger Kalzium über die Nieren ausgeschieden. Hält dieser Zustand länger an, wird die Regulation von einem anderen Stoff aus den Nieren übernommen. Steigt der Spiegel wieder stark an, tritt ein Gegenspieler (Thyreocalcitonin) mit Gegenmaßnahmen in Aktion.

Vorkommen und Stoffwechsel

Reich an Kalzium sind Milch und Milchprodukte, Sesamsamen und Nüsse, Hefe und einige Getreidearten. Die in der Natur hauptsächlich vorkommenden Kalziumverbindungen sind in Wasser weitgehend unlöslich. Ihre Aufnahme in den Körper hängt entscheidend davon ab, ob sie in Lösung gebracht werden können. Durch eine Anlagerung an Phosphorsäure und bestimmte Eiweißstoffe wird dies erreicht. Begünstigt wird die Kalziumaufnahme durch Vitamin D, Milchzucker und unter dem Einfluß von Säuren. Behindert wird sie durch übermäßige Fettaufnahme sowie Oxalat (zum Beispiel in Spinat), Phytat (zum Beispiel in Hafer) und Phosphor (zum Beispiel in Schmelzkäse), die mit Kalzium unlösliche Verbindungen eingehen.

Der aktuelle Bedarf und die Höhe des in der Nahrung angebotenen Kalziums bestimmen mit, wieviel Kalzium in den Körper aufgenommen wird. Am leichtesten geschieht dies aus Milchprodukten. Die Kalziumausscheidung erfolgt hauptsächlich über den Darm (zwischen 70 und 90%) und die Nieren.

Empfohlene tägliche Zufuhr

Die Festlegung eines täglichen Bedarfs stößt auf mehrere Hindernisse. Bilanzversuche sind schwierig, da jederzeit aus den Knochen Kalzium freigesetzt werden kann. Die Aufnahmerate unterliegt großen individuellen Schwankungen; ein Minimum von 400 bis 500 mg täglich sollte nicht unterschritten werden. Empfohlen wird für Erwachsene eine tägliche Zufuhr von etwa 800 mg. Für Schwangere und Stillende liegt die Empfehlung bei 1200 mg/Tag und für Jugendliche zwischen 10 und 14 Jahren um 1000 mg/Tag.

Mangelerscheinungen

Bei einem Vitamin-D-Mangel wird die Kalziumaufnahme gestört. Dies kann für eine Kalziumunterversorgung ebenso verantwortlich sein wie eine mangelhafte Zufuhr, Störung oder Entfernung der Nebenschilddrüse, Streßeinflüsse oder starker Alkoholkonsum. Kalziummangel zeigt sich beispielsweise durch schmerzhafte Muskelkrämpfe (Tetanie), weil die Muskeln und Nerven übererregbar werden. Bei Kindern nennt

sich diese Krampfbereitschaft Spasmophilie; sie kommt dadurch zustande, daß beim Wachstum das Kalzium so rasch in Zähne und Knochen eingebaut wird, daß es für die Steuerung der Muskeltätigkeit nicht mehr zur Verfügung steht. Bei langdauerndem Kalziummangel kommt es zu einem Abbau des Knochengewebes (Rachitis bei Kindern, Osteoporose bei Erwachsenen, vor allem Frauen in den Wechseljahren) und chronischen Veränderungen an Haut, Haaren, Nägeln und Zähnen.

Folgen bei Überdosierung

Eine überhöhte Kalziumzufuhr kann schädlich sein bei Menschen mit Neigung zu Nierensteinen und bei der Behandlung von Magengeschwüren mit bestimmten Medikamenten (Beipackzettel beachten!), wenn gleichzeitig täglich viel Milch getrunken wird.

• Das ist zu beachten

Es ist wichtig, in Zeiten eines erhöhten Bedarfs (Kindheit, Schwangerschaft, Stillzeit) oder schlechter Kalziumaufnahme durch den Darm (Alter) auf eine reichliche Kalziumversorgung über die Ernährung zu achten.

Magnesium – Mengen-element mit vielen Aufgaben

Bedeutung für den Körper

Die 25 bis 30 g Magnesium im Körper eines Erwachsenen sind in unterschiedlicher Konzentration auf fast alle Körperzellen verteilt und haben ein breites Aufgabengebiet. Magnesium beteiligt sich ähnlich wie Kalzium am Aufbau von Knochen, Zähnen und Sehnen und ist wichtig für die Informationsüber-tragung von den Nerven auf die Muskulatur. Als Bestandteil oder Partner von über 300 Steuerungssubstanzen greift es vielfältig in den Stoffwechsel ein. Magnesium hemmt die Blutgerinnung, deshalb wird es zum Schutz vor Thrombose (Blutgerinnsel in den Gefäßen) und Infarkt (Blutgerinnsel im Herzen) eingesetzt.

Außerdem wird Magnesium für das Funktionieren der Nerven benötigt, da es auf die Ausschüttung von Adrenalin Einfluß ausübt. (Adrenalin sorgt in Streßsituationen für erhöhten Stoffwechsel und damit für eine bessere Reaktionsfähigkeit.) Zudem ist Magnesium am Immungeschehen – also an der körpereigenen Abwehr von Krankheiten mitbeteiligt.

Vorkommen und Stoffwechsel

Vollwertige Getreideprodukte, Gemüse, Nüsse, Sojabohnen, Kakao und Milchprodukte sind gute Magnesiumlieferanten. Die industrielle Zubereitung dieser Nahrungsmittel sowie langes Wässern bringen allerdings große Verluste mit sich.

Die Aufnahmefähigkeit des Körpers für Magnesium ist davon abhängig, wieviel mit der Nahrung zugeführt wird und wie lange diese sich im Dünndarm aufhält. Die Resorption verbessert sich durch Vitamin D oder das Vorhandensein eines Hormons der Nebenschilddrüse. Sie wird gehemmt durch Kalzium, Phosphor, Alkohol und eine fett- und eiweißreiche Kost sowie durch Mangel an den Vitaminen B_1 und B_6. Überschüssiges oder nicht resorbiertes Magnesium wird über die Nieren (30%) und den Darm (70%) ausgeschieden. Die Regulation der Magnesiumkonzentration im Blutplasma erfolgt durch Hormone der Nebenschilddrüse.

Empfohlene tägliche Zufuhr

Der genaue Magnesiumbedarf ist bisher nicht bekannt. Empfohlen wird eine tägliche Aufnahme von 350 mg für Männer und 300 mg für Frauen. Jungen ab 14 Jahren sollten 400 mg/ Tag aufnehmen, Mädchen ab

14 Jahren 350 mg/Tag. Schwangeren vom vierten Schwangerschaftsmonat an werden 400 mg/Tag und Stillenden 450 mg/Tag empfohlen. Kinder bis zum 14. Lebensjahr brauchen, steigend mit dem Alter, 130 bis 330 mg/Tag.

Mangelerscheinungen

Durch Magen-Darm-Krankheiten mit länger andauernden Resorptionsstörungen, durch chronischen Alkoholmißbrauch oder als Folge von Erkrankungen der Schilddrüse oder Nebenschilddrüse kann es zu Magnesiummangel kommen. Er macht sich durch nervöse Störungen wie Schwindel, Benommenheit, Unruhe oder Zittern, durch Herz-Kreislauf-Beschwerden, Bewußtseinstrübungen und Gewichtsabnahme bemerkbar. Wie Kalziummangel kann auch Magnesiummangel durch eine Störung der Nervenfunktion zu schmerzhaften Muskelkrämpfen führen.

Folgen bei Überdosierung

Magnesiumüberschuß ist beim Gesunden nicht zu befürchten, da die Magnesiumresorption langsam erfolgt und überflüssige Mengen ausgeschieden werden. Die Magnesiumwerte im Blut können jedoch durch Nierenschwäche oder Schilddrüsenüberfunktion erhöht sein. Dies führt zu nervösen Störungen, Benommenheit, Erschlaffung der Muskulatur und Blutdruckabfall.

● **Das ist zu beachten**

Da die meisten Herzinfarktpatienten unter Magnesiummangel leiden, wird Magnesium zur Vorbeugung gegen Herzinfarkt eingesetzt.

Es ist wichtig zu berücksichtigen, daß der Magnesiumbedarf an die Kalziumversorgung gekoppelt ist: Je mehr Kalzium dem Körper zugeführt wird, desto größer ist auch sein Bedarf an Magnesium.

Phosphor – für Muskeln, Nerven und Gehirn

Bedeutung für den Körper

Von den 600 bis 700 g Phosphor im Organismus eines Erwachsenen befinden sich mehr als 85% in Knochen und Zähnen. Gut 10% verteilen sich auf das Gewebe, und nur 2 g befinden sich im Blut und regulieren dort den Säure-Base-Haushalt mit. Phosphorverbindungen im Gewebe sind die wichtigsten Energieüberträger. Ohne Phosphor könnte zum Beispiel die aus der Verbrennung der Nahrung gewonnene Energie nicht in Muskelarbeit umgesetzt werden. Phosphor ist als Bestandteil von Lecithin (wichtiger, fettähnlicher Stoff) in jeder Zelle enthalten und beim Aufbau der Zellmembran sowie für Gehirn- und Nerventätigkeit von besonderer Bedeutung. Phosphor findet sich aber auch als Baustein der Erbinformation im Zellkern und beschleunigt als ein Bestandteil der roten Blutkörperchen die Blutgerinnung.

Vorkommen und Stoffwechsel

Phosphor befindet sich in fast allen Lebensmitteln. Meist tritt es gleichzeitig mit Eiweiß und Kalzium auf, zum Beispiel: in Käse (speziell Schmelzkäse durch den Zusatz von Schmelzsalzen), in Fleisch, Nüssen, Getreide und Hefe. Auch manche Getränke (so Coca-Cola) enthalten Phosphor.

Etwa 70 % des in der Nahrung enthaltenen Phosphors werden vom Darm resorbiert. Der Anteil steigt bei geringem Angebot oder erhöhtem Bedarf und wird auch durch die Anwesenheit von Vitamin D verbessert. Die Regelung dieses Vorgangs erfolgt durch ein Hormon der Nebenschilddrüse. Einige Stoffe hemmen die Aufnahme von Phosphor, so ein Wirkstoff in Getreide (Phytin) und Aluminium, die Phosphor unlöslich binden. Ebenso wird die Aufnahme durch Inosit (vitaminähnlicher Bestandteil vor allem in Früchten, Leber, Nieren), Eisen und Kalzium behindert.

Die Ausscheidung von Phosphor, geregelt durch die Hormone der Nebenschilddrüse, erfolgt hauptsächlich über die Nieren.

Empfohlene tägliche Zufuhr

Der Phosphorbedarf steht in Relation zum Kalziumbedarf, wobei ein Kalzium-Phosphor-Verhältnis von 1:1 bis 1:1,2 als gut angesehen wird. Deshalb wird eine tägliche Zufuhr von 800 mg für einen Erwachsenen empfohlen. Schwangere und Stillende benötigen 1000 mg/Tag, Kinder und Jugendliche im Alter von 10 bis 18 Jahren 900 bis 1000 mg/Tag.

Mangelerscheinungen

Da fast alle Lebensmittel Phosphor enthalten, ist ein Mangel durch ungenügende Zufuhr unwahrscheinlich. Phosphorarme Nahrung enthält gleichzeitig wenig Eiweiß und wenig Kalzium. Phosphormangel kann jedoch nach Einnahme von Medikamenten, zum Beispiel Puffersubstanzen gegen Magensäure, auftreten. Er zeigt sich mit einer Muskelschwäche durch geringe Erregbarkeit; langanhaltender Mangel hat Knochenerweichung zur Folge. In Verbindung mit Vitamin-D-Mangel kann bei Kindern Rachitis entstehen (mangelhafte Einlagerung der

Verbindung von Kalzium mit Phosphor im Knochen).

Folgen bei Überdosierung

Viele Nahrungsmittel enthalten unter anderem der Lebensmittel-Zusatzstoffe wegen sehr viel Phosphat. Eine hohe Phosphorzufuhr ist bei Kindern ungünstig für die Knochenbildung. Erfolgt eine Zufuhr von mehr als 1500 mg täglich (beispielsweise durch phosphorhaltige Getränke wie Cola) bei gleichzeitig sehr geringer Kalziumzufuhr (unter 300 mg täglich, wie es ohne Milch und Käse möglich ist), so treten Störungen im Kalziumstoffwechsel auf. Auch die Überaktivität von Kindern kann durch hohen Phosphorgehalt bedingt sein.

• **Das ist zu beachten**

Phosphor wird doppelt so gut resorbiert wie Kalzium, im Körper aber etwa in gleicher Menge benötigt. Deshalb sollte darauf geachtet werden, daß die Zufuhr von Kalzium ungefähr das Zweifache der Zufuhr von Phosphor beträgt, um die Resorptionsunterschiede auszugleichen.

Schwefel – spielt eine Rolle bei der Entgiftung

Bedeutung für den Körper

Schwefel ist wichtiger Bestandteil vieler Eiweiße und somit zum Beispiel über das schwefelhaltige Hormon Insulin (es senkt den Blutzuckerspiegel) mit dem Zuckerstoffwechsel verbunden. Schwefel ist als »aktives Sulfat« beteiligt bei der Bildung von Binde- und Stützgewebe sowie einiger Stoffe in der Leber (unter anderem Heparin). Hier spielt es eine wichtige Rolle bei der Entgiftung des Körpers. Die dabei entstehenden Produkte werden über die Nieren ausgeschieden.

Vorkommen und Stoffwechsel

Da Schwefel ein Bestandteil von Eiweißen ist, kommt er in nahezu allen eiweißhaltigen Lebensmitteln vor. Jedoch nicht aller in Nahrungsmitteln enthaltener Schwefel kann vom Körper weiterverwertet werden, sondern wird ungenutzt über die Nieren ausgeschieden.

Empfohlene tägliche Zufuhr

Der tägliche Bedarf an Schwefel ist nicht bekannt. Je mehr Eiweiß mit der Nahrung zugeführt wird, desto mehr Schwefel wird aufgenommen.

Mangelerscheinungen

Mangel an Schwefel allein ist

nicht bekannt, da dies gleichzeitig auch einen Eiweißmangel bedeuten würde.

Folgen bei Überdosierung

Nachteilige Folgen eines Überangebots an Schwefel aus Eiweißstoffen sind bisher nicht bekannt geworden. Anders bei der Schwefelverbindung Sulfit, die durch Behandlung von Weinen mit schwefliger Säure oder bei der Konservierung von Trockenfrüchten mittels Schwefeldioxid entsteht. Sulfit ist sehr reaktionsfreudig und hemmt durch seine Anwesenheit eine Reihe von Stoffwechselvorgängen, zerstört Vitamin B_1 und verbindet sich mit Eiweißstoffen und Kohlenhydraten zu unerwünschten Substanzen.

Einige Menschen reagieren bereits auf geringe Mengen Sulfit mit Pulsbeschleunigung und Benommenheit. Bei höheren Mengen treten Kopfschmerzen auf.

● **Das ist zu beachten**

Nur in seltenen Fällen enthalten Lebensmittel Schwefel in Form von Sulfat, dem Salz der Schwefelsäure. Sulfat ist nicht beziehungsweise nur minimal resorbierbar, hat aber die Fähigkeit, Wasser an sich zu binden. Deshalb dient das als Glaubersalz oder Bittersalz bekannte Sulfat als Abführmittel. Es ermöglicht durch seine Eigenschaften eine schnellere Darmpassage des Nahrungsbreis.

Chlor – beteiligt an der Verdauung

Bedeutung für den Körper

Etwa 80 g Chlor befinden sich in unserem Körper. Es tritt zusammen mit Natrium auf und sorgt wie dieses für die richtige Verteilung der Flüssigkeiten in und außerhalb der Zelle. Daneben übernimmt Chlor eine wichtige Funktion als Bestandteil der Magensäure, die in speziellen säureunempfindlichen Zellen der Magenwand produziert wird und bei der Verwertung der aufgenommenen Nahrung hilft.

Vorkommen und Stoffwechsel

Chlor wird mit kochsalzhaltigen Lebensmitteln wie Käse, Wurst- und Fischwaren, Fleisch und Brot als Chlorid aufgenommen. Die Resorption über den Darm erfolgt rasch, Überschüsse werden beim Gesunden über die Nieren ausgeschieden.

Empfohlene tägliche Zufuhr

Eine tägliche Zufuhr von 3 bis 5 g (= 3000 bis 5000 mg) wird für Erwachsene empfohlen, während für Kinder und Jugendliche nur 2 bis 3 g (= 2000 bis 3000 mg) täglich vorgeschlagen werden.

Mangelerscheinungen

Ein Chloridmangel kann nach lang anhaltendem Erbrechen und Durchfall auftreten, wenn gleichzeitig wenig kochsalzhaltige Nahrung aufgenommen wird. Dies führt durch einen Mangel an Magensäure zu einer schlechteren Verdauung und erzeugt zudem Muskelschwäche. Bei einem Chloridverlust von über 45 g entsteht ein lebensbedrohender Zustand; infolge eines Hirnödems kann der Tod eintreten.

Folgen bei Überdosierung

Bekannt sind Zusammenhänge zwischen hohem Konsum von dem aus Natrium und Chlorid bestehenden Kochsalz (→ Natrium, Seite 7) und Bluthochdruck. Entzündungen der Magenschleimhaut durch eine zu hohe Produktion von Magensaft sind dagegen eher auf zuviel Streß, Kaffee, Alkohol, Röststoffe oder scharfe Gewürze zurückzuführen.

Das ist zu beachten

Bei starkem Schwitzen sollte auf eine ausreichende Chloridsalz-Zufuhr geachtet werden.

Eisen – lebenswichtig für den Sauerstofftransport

Bedeutung für den Körper

Von den 4 bis 5 g Eisen im Körper eines Erwachsenen befindet sich der größte Teil im roten Blutfarbstoff (Hämoglobin) und im Muskelfarbstoff (Myoglobin). Eisen ermöglicht als Bestandteil des Farbstoffs der roten Blutkörperchen den Transport von Sauerstoff und Kohlenstoffdioxid (das beim Ausatmen abgegebene Gas) im Blut. Diese Eigenschaft und die Beteiligung an einigen Stoffwechselvorgängen machen Eisen zu einem lebenswichtigen Mineralstoff. Deshalb wird ein Teil des Eisens vom Körper als Vorrat gehalten, der bei Bedarf zur Verfügung steht. Einige eisenhaltige Körpersubstanzen sind für »Entgiftungsreaktionen« verantwortlich.

Vorkommen und Stoffwechsel

Eisen befindet sich reichlich in Fleisch, Hülsenfrüchten, Vollkornprodukten, Sojaprodukten, Bierhefe, Sesam und Aprikosen; in einer weniger gut resorbierbaren Form auch in Spinat, Brennnesseln, Schnittlauch, Petersilie, Kresse und Kopfsalat. Man nimmt an, daß im Durchschnitt nur 10% des durch die Nahrung aufgenommenen Eisens in Dünndarm und Magen resorbiert werden. Bei akutem Eisenmangel sind es etwa 40%. Geregelt wird die Eisenresorption durch einen Eiweißstoff (Apoferritin), der je nach Bedarf in großen oder kleinen Mengen gebildet wird. Er bietet gleichzeitig Schutz vor einer »Eisenüberschwemmung«.

Auch Vitamin C erhöht die Eisenaufnahme, während sie durch Kalzium, Phosphor, Tannin (schwarzer Tee), Oxalate (speziell im Spinat), Phytate (im Getreide) behindert wird. Diese Stoffe bilden schwer lösliche, schwer resorbierbare Verbindungen.

Die Ausscheidung von Eisen beträgt 1 bis 1,5 mg/Tag und erfolgt über das Abstoßen alter, abgestorbener Zellen der Haut und der Darmwand. Bei Blutungen über Wunden oder die Menstruation kann der Körper große Verluste an eisenhaltigen roten Blutkörperchen erleiden.

Empfohlene tägliche Zufuhr
Der Bedarf des Erwachsenen beträgt 1 mg/Tag. Berücksichtigt man, daß nur 10% des aufgenommenen Eisens resorbiert werden, so empfiehlt sich eine tägliche Eisenzufuhr für Erwachsene und Kinder vom 10. Lebensjahr an von 12 mg/Tag (= 12 000 µg/Tag) für Männer und 18 mg/Tag (18 000 µg/Tag) für Frauen (um

die Verluste durch Menstruation auszugleichen). Für Schwangere gilt eine Tagesdosis von 25 mg und für Stillende von 22 mg als empfehlenswert.

Mangelerscheinungen
Ursache für Eisenmangel sind meist falsche, ungenügende Ernährung, starke Blutverluste durch Menstruation oder Verletzungen, Störungen der Resorptions-(Verwertungs-)störungen und Entzündungen/Geschwüre im Magen-Darm-Bereich.
Bei der durch Eisenmangel bewirkten »Blutarmut« (Eisenmangelanämie, auch hypochrome Anämie genannt) liegt die Anzahl der roten Blutkörperchen durchaus im Normbereich; nur ihre Größe und der Anteil des eisenhaltigen Blutfarbstoffs sind vermindert. Als Folge ist die Sauerstoffversorgung des ganzen Körpers eingeschränkt, was sich durch rasches Ermatten, Appetitlosigkeit und allgemeine Müdigkeit bemerkbar macht.

Folgen bei Überdosierung
Wird mehr Eisen als nötig zugeführt, sinkt normalerweise die Resorptionsquote im Darm, so daß es beim Gesunden nicht zu einer Überladung kommt.
Neben einer angeborenen Eisenspeicherkrankheit kann es bei starkem Alkoholkonsum und beim Gebrauch von Spasmolytika (krampflösenden Präparaten)

zu einer überhöhten Eisenresorption kommen. Ursachen dafür sind entweder eine beschleunigte Magenentleerung, eine Überproduktion von Magensäure oder (bei Einnahme von Spasmolytika) eine behinderte Darmbewegung. In allen diesen Fällen wird der Körper mit Eisen überladen, es erfolgt eine Speicherung in verschiedenen Organen. Dadurch entstehen krankhafte Leberveränderungen, eine Braunfärbung der Haut, Funktionsstörungen des Herzens und der Bauchspeicheldrüse.

● **Das ist zu beachten**
Eisenmangel ist der am häufigsten vorkommende Mineralstoffmangel. Vor allem menstruierende Frauen, die durch ihren monatlichen Blutverlust einen erhöhten Bedarf haben, sind schnell davon betroffen. Außerdem wird gerade von ihnen häufig im Rahmen von Schlankheitsdiäten eine Eisenmangelernährung eingehalten.

Zink – beeinflußt das Immunsystem

Bedeutung für den Körper
Etwa 2 g Zink verteilen sich in unterschiedlichster Konzentration auf einzelne Organe und Gewebe. Als Bestandteil von Wirkstoffen oder indem es Wirkstoffe in Aktion bringt, hat Zink Einfluß auf das Immunsystem und den Stoffwechsel von Eiweiß und Kohlenhydraten. Zink ist Bestandteil der Speicherform von Insulin (→ Seite 30) und steuert damit dessen Produktion. Darüber hinaus stabilisiert Zink die Zellmembran und ist wichtig für die Wundheilung.

Vorkommen und Stoffwechsel
In Fisch, Schalentieren, Fleisch, Milch und Milchprodukten sowie in Vollgetreide ist reichlich Zink vorhanden. Die Verwertung aus der Nahrung spielt eine entscheidende Rolle. Sie ist in erster Linie vom Bedarf abhängig und beträgt normalerweise bis zu 50%. Zink wird aus tierischen Lebensmitteln besser aufgenommen als aus pflanzlicher Kost. Durch Eiweißbausteine wie Histidin und Cystein wird die Aufnahme verbessert. Eine hohe Kalziumversorgung, Phytate (im Getreide), Kupfer und erhöhte Fettzufuhr binden Zink und verhindern so seine Resorption im Darm. Die Ausscheidung erfolgt vorwiegend über die Nieren.

Empfohlene tägliche Zufuhr
Für Erwachsene und Jugendliche werden 15 mg (= 15 000 µg) als wünschenswerte Tagesdosis angesehen.

Für Schwangere vom vierten Schwangerschaftsmonat an und für Stillende erhöht sie sich auf 25 mg. Diese Mengen werden mit einer ausgewogenen Ernährung erreicht.

Mangelerscheinungen

Durch erhöhten Streß bei gleichzeitiger Mangelernährung, zum Beispiel Ernährung ohne tierische Produkte und/oder mit vielen Weißmehlprodukten, kann es zu Zinkmangel kommen. Er verursacht neben Appetitlosigkeit vor allem Störungen im Eiweiß-, Fett- und Kohlenhydrat-Stoffwechsel. Als weitere Folge gehen Geschmacks- und Geruchsempfinden verloren, was sich nach Zufuhr von Zink wieder zurückbilden kann. Auch Haarausfall, schuppige Haut, verzögerte Wundheilung, erhöhte Infektionsanfälligkeit bis hin zu Wachstumsstörungen (Zwergwuchs) und Unfruchtbarkeit können die Folge sein.

Folgen bei Überdosierung

Werden Wasser oder säurehaltige Lebensmittel in Behältern mit Zinküberzug aufbewahrt oder gekocht, kann es nach dem Genuß zu Zinkvergiftungen kommen. Akute Vergiftungen verursachen Magen-Darm-Störungen, während chronische Vergiftungen zu »Blutarmut« (hypochrome Anämie) führen.

Dies ist, wie bei Eisenmangel, auf einen verringerten Gehalt an Blutfarbstoff zurückzuführen, da Zinküberschuß eine verstärkte Ausscheidung von Kupfer und Eisen bewirkt.

● **Das ist zu beachten**

Zink und Kupfer wirken vermutlich gemeinsam auf den Cholesterinspiegel ein. Optimale Bedingungen herrschen dann, wenn das Verhältnis von Zink zu Kupfer im Körper etwa 5:1 beträgt. Bei Zuckerkrankheit und Arteriosklerose ist der Zinkbedarf scheinbar erhöht.

Kupfer – hilft bei der Bildung von roten Blutkörperchen

Bedeutung für den Körper

Größtenteils an Eiweißstoffe gebunden, befinden sich zwischen 80 und 100 mg Kupfer im Organismus eines Erwachsenen. Eine Hauptaufgabe des Kupfers ist seine Beteiligung an der Bildung der roten Blutkörperchen. Außerdem fördert es die Resorption von Eisen aus dem Darm und beeinflußt die Verwertung von gespeichertem Eisen. Indirekt hat Kupfer damit einen entscheidenden Einfluß auf die Sauerstoffversorgung des Körpers. Kupfer ist aber auch Bestandteil etlicher Enzyme und wird so an vielen Stellen des Stoffwechsels und zur Ausscheidung bestimmter Stoffe benötigt. Daneben ist Kupfer in den meisten Antikörpern (vom Körper gebildete Abwehrstoffe gegen Krankheitserreger) vertreten und folglich wichtig für die Abwehrmechanismen des Körpers.

Vorkommen und Stoffwechsel

Kupfer kommt im allgemeinen in denselben Lebensmitteln vor wie Eisen: in Fisch und Fleisch, grünen Blattgemüsen, Nüssen, Hülsenfrüchten und in großen Mengen im schwarzen Pfeffer. Kupfer wird in Abhängigkeit vom Angebot im Darm aufgenommen und über Galle und Darm wieder ausgeschieden.

Empfohlene tägliche Zufuhr

Die empfohlene Zufuhr liegt bei 2 bis 4 mg/Tag (= 2000 bis 4000 µg/Tag) für Erwachsene und Jugendliche, für Kinder liegt sie bei 1 bis 2 mg/Tag (= 1000 bis 2000 µg/Tag).

Mangelerscheinungen

Blutverluste gehen stets auch mit Kupferverlust einher. Wird nicht für genügend »Nachschub« gesorgt, kann dies zu einem Kupfermangel führen. Er zeigt sich durch »Blutarmut«, da die Bildung der roten Blutkörperchen ebenso gestört ist wie die Eisenverwertung. Damit verbunden sind Störungen der Knochenbildung und der Pigmentierung (Bildung von Farbstoffen) von Haut und Haaren. Weil Kupfer zur Bildung der Antikörper fehlt, ist die Abwehr von Krankheiten eingeschränkt.

Folgen bei Überdosierung

Hohe Kupfergaben wirken giftig und schädigen die Darmflora. Meist reizen sie die Schleimhäute von Rachen, Speiseröhre und Magen so stark, daß sie rasch erbrochen werden, bevor es zu einer Vergiftung kommen kann. Bei bestimmten Erbkrankheiten (Morbus Wilson) wird vermehrt Kupfer ins Gewebe eingelagert, was sich durch eine ringförmige Pigmentierung der Augenhornhaut zeigt und zu Schädigungen von Gehirn, Leber und Nieren führt.

• Das ist zu beachten

Schonende, naturgerechte Zubereitung der Nahrung bewahrt den Kupfergehalt.

Mangan – unterstützt die Abwehr von Krankheiten

Bedeutung für den Körper

Im Körper eines Erwachsenen befinden sich 10 bis 40 mg Mangan. Es ist immer an Eiweiße gebunden und in dieser Form Bestandteil von Enzymen, oder es wirkt aktivierend auf

Enzyme ein. Auf diese Weise beeinflußt Mangan die Knorpelbildung sowie den Fett- und Kohlenhydrat-Stoffwechsel. Es ist an der Entgiftung des Körpers beteiligt und unterstützt so die körpereigene Abwehr. Als Gegenspieler zu Vanadium (→ Seite 33) scheint Mangan über Enzyme die Herstellung von Cholesterin zu beeinflussen.

Vorkommen und Stoffwechsel

Lebensmittel pflanzlicher Herkunft sind reich an Mangan, vor allem Nüsse, Hülsenfrüchte, Vollkornprodukte, Bierhefe und Kakao. Von dem angebotenen Mangan werden im Magen-Darm-Trakt nur etwa 3 bis 5% resorbiert. Die Ausscheidung erfolgt primär über die Galle in den Darm.

Empfohlene tägliche Zufuhr

Für Jugendliche und Erwachsene wird eine Zufuhr von 2 bis 5 mg/Tag (= 2000 bis 5000 µg/Tag) empfohlen, während für Kinder 1 bis 2 mg/Tag (= 1000 bis 2000 µg/Tag) genügen. Der Bedarf wird über eine ausgewogene Mischkost gedeckt.

Mangelerscheinungen

Unter normalen Ernährungsbedingungen wurde Manganmangel beim Menschen bisher nicht entdeckt und nur bei einigen Fällen künstlicher Ernährung beschrieben.

Bei Tieren treten als Mangelsymptome Wachstumsverzögerungen und Veränderungen des Skeletts, Unfruchtbarkeit und ein gestörter Fett- und Kohlenhydrat-Stoffwechsel auf.

Folgen bei Überdosierung

Überhöhte Zufuhr mit der Nahrung ist bisher nicht bekannt, vor allem weil nur geringe Mengen resorbiert und die Überschüsse über Galle und Darm ausgeschieden werden. Führt man sehr hohe Dosen von Mangan künstlich zu, kommt es zu Magen-Darm-Störungen, Lungenentzündungen und Nervenfunktionsstörungen.

• Das ist zu beachten

Bei phosphorreicher Ernährung kann der Körper nur vermindert Mangan aufnehmen.

Fluor – bekannt zur Verhütung von Karies

Bedeutung für den Körper

Die 2,6 g Fluor im Organismus eines Erwachsenen befinden sich fast ausschließlich in Knochen und Zähnen. Sie sorgen für die Stabilität der Knochen und sind für ihr Wachstum wichtig. Sie härten Zahnbein und Zahnschmelz, bewirken den laufenden Ersatz wichtiger Mineralien und besitzen kariesverhütende Wirkung, indem sie das Wachstum der Mundbakterien hemmen, die der Bildung von Zahnbelag und damit Karies Vorschub leisten. Fluor nimmt zudem auf die Bildung von Muskeln, Bändern, Bindegewebe, Haut und Haaren Einfluß. In der Schwangerschaft verbessert Fluor die Eisenresorption und schützt so vor »Blutarmut«. Bei Tieren begünstigte es die Wundheilung.

Vorkommen und Stoffwechsel

Fluor befindet sich in Fleisch, Fisch, Milch und Milchprodukten, Getreideprodukten, Hülsenfrüchten, verschiedenen Gemüsesorten, Mineralwässern und schwarzem Tee.

Fluor wird rasch und durchschnittlich in einer Höhe von 70 bis 80% des Angebots resorbiert. Große Mengen von Kalzium, Magnesium und Aluminium behindern die Resorption, indem sie Fluor binden. Die Ausscheidung erfolgt über die Nieren.

Empfohlene tägliche Zufuhr

Pro Tag wird die Zufuhr von 1 mg (= 1000 µg) empfohlen, womit der Bedarf auch zur Kariesprophylaxe (Vorbeugung) ausreichend gedeckt ist.

Mangelerscheinungen

Bei ausgewogener Ernährung treten keine Mangelerscheinungen auf. Ein Mangel für die

Kariesprophylaxe ist umstritten. Echter Fluormangel kann zur Knochenentkalkung führen. Er tritt auf, wenn die Resorption beispielsweise durch größere Mengen Kalzium, Magnesium und Aluminium gestört ist.

Folgen bei Überdosierung

Wegen seines aggressiven chemischen Verhaltens wirkt Fluor schnell giftig. Bereits bei einer Zufuhr von über 0,1 mg/kg Körpergewicht täglich entstehen Zahnverfärbungen und Flecken, die sich nicht mehr zurückbilden (Zahnfluorose). Etwa die doppelte Menge (0,2 mg/kg/Tag) kann Knochenverformungen verursachen. Noch höhere Fluorgaben, etwa 50 mg je Liter oder kg zugeführter Nahrung, können den Knochenaufbau im Wachstum und die Nierenfunktion stören. Da Fluor chemisch ähnlich wirkt wie Jod und Chlor, kann es bei einer Überdosierung diese Stoffe verdrängen. So wird zum Beispiel die Schilddrüse in ihrer Funktion behindert. Extreme Fluorgaben (bis zu 2 g) verursachen Übelkeit und Erbrechen, 5 bis 10 g wirken tödlich.

• Das ist zu beachten

90% des Trinkwassers in der Bundesrepublik Deutschland liegen im Fluorgehalt unter 0,3 mg/Liter. Manche Länder, so Schweden und die Schweiz, fluorieren ihr Trinkwasser zur

Kariesprophylaxe. Die Fluoridierung von Trinkwasser wird jedoch bis heute kontrovers diskutiert. Eine zuckerarme, vollwertige Ernährung dient der Kariesprophylaxe ebensogut.

Jod – wichtig für die Schilddrüse und ihre Funktionen

Bedeutung für den Körper

Von den 10 bis 30 mg Jod im Körper eines Erwachsenen befindet sich ein großer Anteil in der Schilddrüse. In dieser Drüse werden Hormone produziert, die als wichtigen Bestandteil Jod enthalten. Diese Hormone steuern das jugendliche Wachstum und die körperliche Entwicklung. Sie sind auch maßgeblich an der Regulierung der Verbrennungsprozesse im Körper beteiligt, steuern also das Tempo der Energiegewinnung aus der Nahrung.

Vorkommen und Stoffwechsel

Seefisch, Muscheln, Garnelen und einige Gemüsearten (entsprechend dem Jodgehalt der Böden) sind gute Jodlieferanten. Jod wird im Darm zu fast 100% resorbiert, davon werden 40 bis 70% innerhalb von 24 Stunden in die Schilddrüse aufgenommen. Die Ausscheidung erfolgt, nachdem das Jod aus den Schilddrüsenhormonen wieder freigesetzt wurde, vorwiegend über die Nieren.

Empfohlene tägliche Zufuhr

Vom 13. bis 36. Lebensjahr wird eine Zufuhr von 200 µg/Tag empfohlen, die bei Schwangeren um 30 µg/Tag und bei Stillenden um 60 µg/Tag höher liegt. Bei älteren Menschen (über 65 Jahre) sinkt die notwendige Zufuhr auf 180 µg/Tag; die Empfehlung für Kinder vom ersten bis neunten Lebensjahr liegt zwischen 100 und 140 µg/Tag.

Mangelerscheinungen

Durch ein zu geringes Angebot an Jod vergrößert sich die Schilddrüse. Dadurch entsteht der »Jodmangelkropf«, der mit Veränderungen von Struktur und Funktion der Schilddrüse verbunden ist. Trotz ausreichender Jodzufuhr über die Nahrung kann die Jodaufnahme in die Schilddrüse durch Medikamente oder durch Stoffe in Lebensmitteln, so in Kohl und Rüben, behindert werden. Solche natürlichen Stoffe (Goitrogene) können durch Hemmung der Schilddrüsenfunktion die Kropfbildung begünstigen. Ein starker Jodmangel führt zur Unterfunktion der Schilddrüse mit Wachstumsverzögerung, Herabsetzung des Stoffwechsels, Konzentrationsschwäche, Müdigkeit und Antriebsarmut.

Folgen bei Überdosierung
Eine Überfunktion der Schilddrüse (echter Jod-Basedow) und die sogenannte Jodakne wurde nur in Einzelfällen bei etwa 3fach erhöhter Zufuhr festgestellt. Im allgemeinen treten diese Störungen erst bei einer Erhöhung um das 100- bis 1000fache auf. Überempfindlichkeitsreaktionen nach der Einnahme von jodhaltigen Medikamenten wurden gelegentlich beobachtet: Jodakne, Magen-Darm-Störungen, Nesselsucht und Bindehautentzündungen.

• Das ist zu beachten
Jodsalz, das in der BRD entsprechend deklariert sein muß, enthält mindestens 15 mg und höchstens 25 mg Jod pro kg Kochsalz. Vor allem in gebirgigen Regionen mit jodarmem Wasser wird seine Verwendung zur Vorbeugung gegen Jodmangel (Kropf) empfohlen. Die beste Prophylaxe: ein- bis zweimal pro Woche Seefisch!

Kobalt – Baustein eines Vitamins

Bedeutung für den Körper
Der Körper eines Erwachsenen enthält zwischen 1,1 und 10 mg Kobalt, wobei die Niere eine 2-

bis 3fach höhere Konzentration aufweist als die anderen Organe. Kobalt ist ein Baustein von Vitamin B_2, ist für seine Funktion unbedingt notwendig und damit an der Bildung der roten Blutkörperchen beteiligt. Als Bestandteil und Aktivator von Enzymen ist es am Eiweißaufbau beteiligt, verbessert die Aufnahme von Eisen im Darm und scheint die Jodaufnahme in die Schilddrüse zu beeinflussen.

Vorkommen und Stoffwechsel
Kobalt ist in unseren Nahrungsmitteln ausreichend vorhanden, vor allem in Nüssen, diversen Gemüsesorten, Getreide und Leber. Das Kobalt enthaltende Vitamin B_{12} kann dagegen nur mit tierischer Nahrung aufgenommen werden. Es wird zu 70 bis 100% aus der Nahrung resorbiert, dann jedoch rasch wieder über die Nieren ausgeschieden.

Empfohlene tägliche Zufuhr
Der genaue Bedarf ist nicht bekannt. Die Bilanz wurde jedoch für unsere Breiten bei 5 bis 10 µg pro Tag als ausgeglichen ermittelt. Die durchschnittliche Kobaltaufnahme in Amerika liegt dagegen bei 75 µg pro Tag.

Mangelerscheinungen
Die bei Kobaltmangel auftretende »Blutarmut« (perniziöse, bös-

artige oder makrozytäre Anämie) ist beim Menschen nicht durch Gaben von Cobalt zu beseitigen, da unser Organismus das kobalthaltige Vitamin B_{12} nicht selbst bilden kann. Es handelt sich dabei also um einen Vitamin-B_{12}-Mangel, bei dem zu wenige und zu große Blutkörperchen gebildet werden, die den Transport der Atemgase (→ Seite 17) nicht mehr gewährleisten können. Bei Wiederkäuern zeigt sich Kobaltarmut durch Abmagerung, Rückgang der Milchleistung, Frühgeburten und Tod. Die Erkrankungen sind allerdings durch Gaben von Kobalt zu beheben, da Wiederkäuer Vitamin B_{12} selber bilden können.

Folgen bei Überdosierung

Durch künstliche Kobaltzusätze in Lebensmitteln sind bereits Organschäden aufgetreten, in Amerika zum Beispiel bei Biertrinkern. Sie haben zu Herzmuskelschäden bis hin zum Herzversagen geführt.

Das ist zu beachten

Nicht Kobalt, sondern ein Mangel an Vitamin B_{12} kann die Schwachstelle einer rein vegetarischen Ernährung sein; zur Abhilfe: Hefe! Mangelerscheinungen können nicht durch pflanzliche Nahrung beseitigt werden.

Lebensmittel mit reichem Kobaltgehalt	
	µg/100 g verzehrbarem Anteil
Diverse Käsesorten	1,0
Rinderleber	10,5
Rinderniere	3,0
Hammelherz	2,0
Truthahn (Jungtier)	2,0
Truthahn (ausgewachsenes Tier)	1,9
Flunder	6,0
Lachs	2,8
Forelle	1,0
Hecht	1,0
Renke	1,0
Hafer (entspelztes ganzes Korn)	8,5
Gerste (entspelztes ganzes Korn)	6,8
Roggen (ganzes Korn)	3,1
Weizenbrot (Weißbrot)	2,2
Eierteigwaren	2,2
Weizen (ganzes Korn)	2,0
Roggenbrot	1,8
Kartoffeln	1,3
Weißkohl	8,0
Rotkohl	7,0
Kopfsalat	5,4
Brokkoli	5,0
Kohlrabi	3,5
Pfifferlinge	3,0
Spinat	1,9
Birne	15,0
Erdbeere	2,3

Aprikose	1,9
Kirsche, süß	1,6
Weintrauben	1,4
Erdnüsse, geröstet	37,0
Walnuß	9,5
Milchschokolade	6,0

Selen – Schutzstoff mit vielfältiger Wirkung

Bedeutung für den Körper

10 bis 30 mg Selen befinden sich im Körper von Erwachsenen. Selen stellt als Bestandteil von Enzymen einen Schutzstoff vielfältiger Natur dar: Es kann zum Beispiel die Wirkung giftiger Schwermetalle wie Kadmium, Quecksilber und eventuell auch Blei herabsetzen. Eine weitere Schutzwirkung ist mit jener von Vitamin E vergleichbar: Es verhindert an der Oberfläche unserer Zellen eine Zerstörung der Fettsäuren durch Oxidation. Gleichzeitig beseitigt es dabei entstehende schädliche Stoffe (Peroxide). Das fettlösliche Vitamin E und Selen als wasserlöslicher Wirkstoff ergänzen einander bei dieser Arbeit.

Vorkommen und Stoffwechsel

Süßwasser- und Meeresfische weisen einen hohen Selengehalt auf. Daneben finden wir Selen reichlich in Fleisch und Sojabohnen. Auch im Trinkwasser ist Selen in kleinen Mengen enthalten. Die Resorption ist jedoch nicht bei allen Nahrungsmitteln gleich gut. Sie ist abhängig von Menge und Art, in der Selen zugeführt wird. Sehr gut wird Selen zum Beispiel aus Getreide aufgenommen. Die Ausscheidung erfolgt über Darm, Nieren und Lungen.

Empfohlene tägliche Zufuhr

Die tägliche Selenaufnahme bei einer ausgewogenen Ernährung liegt zwischen 50 bis 100 µg. Es wird empfohlen, nicht mehr als 100 µg täglich zuzuführen.

Mangelerscheinungen

Beim Tier kommt es bei Selenmangel zu Muskelschwund und Leberschäden. Beim Menschen sind Mangelerscheinungen bisher nicht bekannt. Es wurde jedoch beobachtet, daß Herzinfarkt sowie Brustkrebs in Gegenden mit selenreicher Ernährung deutlich seltener auftreten. Deshalb wird Selen auch eine Schutzwirkung vor Krebs zugesprochen.

Folgen bei Überdosierung

Da Selen in hohen Dosen giftig ist, wurden in der BRD die Grenzwerte für Trinkwasser auf 8 µg/l festgelegt. Ernährungsbedingte Vergiftungserscheinungen, wie sie durch einseitige Ernährung mit Affennüssen (tro-

27

pische Früchte) möglich wären, sind selten. Sie bringen Zahnkaries, Haarausfall und möglicherweise Krebs mit sich.

• **Das ist zu beachten**

Aufgrund seiner vielfältigen Schutzfunktionen wird Selen auch eine bremsende Wirkung beim Alterungsprozeß zugesprochen.

Lebensmittel mit reichem Selengehalt

	µg/100 g verzehrbarem Anteil
Hühnerei	10,4
Schweineleber	58,0
Rinderfilet	35,0
Rinderleber	35,0
Schweinefleisch, mittelfett	31,0
Rindfleisch, mittelfett	22,0
Hühnerbrust	11,6
Scholle	65,0
Aal	47,0
Rotbarsch	44,0
Renke	37,0
Makrele	35,0
Flunder	28,0
Kabeljau	27,0
Zander	26,0
Lachs	26,0
Barsch	24,0
Seezunge	24,0
Schellfisch	20,0
Hecht	13,0

Hummer	130,0
Auster	60,0
Miesmuschel	48.0
Garnele	41,0
Eierteigwaren	65,0
Weizenvollkornbrot	55,0
Reis, poliert und unpoliert	40,0
Sojabohne (Samen, getrocknet)	60,0
Knoblauch	20,0
Weißkohl	18,0

Molybdän – aktiviert Stoffwechselfunktionen

Bedeutung für den Körper

Die im Körper befindlichen 20 mg Molybdän spielen als Bestandteil und beim Aktivieren von Enzymen eine Rolle im Stoffwechsel. Molybdän scheint auch die Fluorspeicherung zu beeinflussen und somit unter anderem beim Schutz vor Karies mitzuwirken.

Vorkommen und Stoffwechsel

Molybdän befindet sich reichlich in Hülsenfrüchten, Vollkornprodukten, Bierhefe und Kakao. Im menschlichen Organismus konzentriert sich Molybdän vor allem in der Leber und in der Niere.

Empfohlene tägliche Zufuhr

Die Angaben über die tägliche Aufnahme schwanken zwischen 50 und 500 µg. Als Orientierungswert für Erwachsene gilt eine tägliche Zufuhr von 150 bis 500 µg.

Mangelerscheinungen

Beim Menschen wurde beobachtet, daß Molybdänmangel das Auftreten von Karies begünstigt. Zumindest tritt in Gegenden mit viel Molybdän in Boden und Nahrung Karies weitaus seltener auf, selbst wenn das ansonsten vor Karies schützende Fluor nur in geringen Mengen aufgenommen wird. Bei Hühnern kommt es durch Molybdänmangel zu Wachstumsstörungen und früher Sterblichkeit.

Folgen bei Überdosierung

Bei chronisch erhöhter Zufuhr von Molybdän wurden beim Menschen gichtähnliche Symptome beobachtet. Diese schädliche Wirkung von Molybdän kann zum Beispiel durch erhöhte Zufuhr von Kupfer herabgesetzt werden. Bei einer vernünftigen Ernährung kann es zu Überdosierung nicht kommen!

● **Das ist zu beachten**

Je nach Herkunft der Lebensmittel (Boden) schwanken die Werte des Molybdängehalts erheblich.

Lebensmittel mit reichem Molybdängehalt	µg/100 g verzehrbarem Anteil
Hühnerei	49,0
Weizenkeime	100,0
Reis, poliert	80,0
Hafer (entspelztes ganzes Korn)	70,0
Mais (ganzes Korn)	55,0
Eierteigwaren	49,0
Weizenmehl diverser Type	45,0
Gerste (entspelztes ganzes Korn)	43,0
Weizenvollkornbrot	31,0
Sojamehl, vollfett	180,0
Erbsen, grün, und Samen, getrocknet	70,0
Schnittbohnen, grün	43,0

Chrom – wesentlich für die Zucker- und Fettverwertung

Bedeutung für den Körper

Die Gesamtmenge des körpereigenen Chroms ist bei Bewohnern verschiedener Länder sehr unterschiedlich und wird für Europäer und Amerikaner mit 1,7 bis 6 mg angegeben. Chrom ist wesentlich für eine reibungslose Zucker- und Koh-

29

lenhydratverwertung, indem es Einfluß nimmt auf die Wirkung von Insulin. Bei Zuckerkranken verbessert Chrom die Zucker-unverträglichkeit. Da Insulin und sein Gegenspieler Gluka-gon auch den Fettspiegel im Blut beeinflussen, wird bei der Verhinderung von Arterio-sklerose Chrom mitverantwort-lich gemacht.

Vorkommen und Stoffwechsel

Käse, Fleisch und Vollkornpro-dukte, Nüsse, Honig, Kakao und schwarzer Tee sind Chrom-lieferanten. Allerdings werden nur geringe Mengen des Chroms, zwischen 1 bis 3%, resorbiert. Die Ausscheidung erfolgt vorwiegend über die Nieren.

Empfohlene tägliche Zufuhr

Die Chromzufuhr bei normaler Ernährung schwankt zwischen 5 und 200 µg/Tag. Als Orientie-rungswerte für eine empfehlens-werte Zufuhr gelten 50 bis 200 µg/Tag.

Mangelerscheinungen

Bei einem Chrommangel wird neben der schlechteren Zucker-verwertung über die schwäche-re Insulinwirkung auch der Fett-stoffwechsel beeinträchtigt. Dar-aus erklärt sich, daß Chrom-mangel zur Erhöhung der Cho-lesterin-Werte im Blut führen und folglich die Bildung von

Arteriosklerose begünstigen kann.

Folgen bei Überdosierung

Chromvergiftungen kennt man nur vom langjährigen berufli-chen Umgang mit Chromsäuren und -salzen. Es treten allergi-sche Reaktionen der Haut auf mit Neigung zu chronischen Ekzemen bis hin zu Geschwü-ren, bevorzugt in der Nasen-schleimhaut.

• Das ist zu beachten

Alterszucker und Arteriosklerose sind typische Krankheiten der hochzivilisierten Länder, deren industriell gefertigte Wohl-standskost einen geringen Chromgehalt aufweist.

Lebensmittel mit reichem Chromgehalt

	µg/100 g verzehrbarem Anteil
Diverse holländische Käsesorten	95,0
Rindfleisch, mittelfett	14,0
Hammelfleisch, mittelfett	12,0
Schweinefleisch, Kotelett	10,0
Aal	14,0
Weizenvollkornbrot	49,0
Weizenbrot (Weißbrot)	37,0
Mais (ganzes Korn)	32,0
Roggen (ganzes Korn)	25,0
Hafer (entspelztes	

ganzes Korn)	13,1
Gerste (entspelztes ganzes Korn)	13,0
Kartoffeln	33,0
Zwiebel	15,5
Kopfsalat	14,0
Haselnuß	14,0
Mandel, süß	12,0
Kakaopulver, schwach entölt	60,0
Blütenhonig	29,0
Schwarzer Tee	110,0

Silicium – sorgt für Elastizität der Blutgefäße

Bedeutung für den Körper

Der Körper eines Erwachsenen enthält 1 g Silicium. Im Gewebe und in den Blutgefäßen sorgt Silicium für eine gewisse Elastizität und Festigkeit, indem es Eiweißkörper durch Verstrebungen verbindet. Neben Vitamin D, Phosphor und einigen Hormonen ist Silicium auch an der Aufnahme von Kalzium aus der Nahrung beteiligt und somit für den Kalkstoffwechsel von Zähnen und Knochen von Bedeutung. Silicium ist am Wachstum der Haare, der Finger- und der Fußnägel beteiligt. Eine weitere Aufgabe erfüllt es in der körpereigenen Abwehr,

indem es »Freßzellen« aktiviert, die eingedrungene Krankheitserreger einschließen.

Vorkommen und Stoffwechsel

Silicium befindet sich in Form von Kieselsäure bevorzugt in Getreide und seinen vollwertigen Produkten sowie in einigen Obst- und Gemüsesorten. Bei einer medizinischen Gabe von Kieselsäurepräparaten dient der nichtresorbierbare Anteil der Entgiftung von Abbauprodukten im Darm, die dann mit dem Stuhl ausgeschieden werden.

Empfohlene tägliche Zufuhr

Die täglich empfehlenswerte Menge, die mit der Nahrung zugeführt werden soll, liegt bei mindestens 20 bis 30 mg, um Ausscheidungen über Nieren, Darm und Haare auszugleichen.

Mangelerscheinungen

Bei falscher Ernährung mit bevorzugt industriell verarbeiteten Lebensmitteln kann es zu Siliciummangel kommen, der sich durch Bindegewebsschwäche, Zahnfleischschwund, Anfälligkeit für Karies und durch Haarausfall zu erkennen gibt.

Folgen bei Überdosierung

Sind beim Menschen bisher nicht bekannt.

• Das ist zu beachten

Bei Arteriosklerose ist der Kieselsäuregehalt in den Arterien erniedrigt.

Lebensmittel mit reichem Siliciumgehalt

	mg/100 g verzehrbarem Anteil
Hafer (entspelztes ganzes Korn)	425,0
Gerste (entspelztes ganzes Korn)	188,0
Roggen (ganzes Korn)	9,0
Weizen (ganzes Korn)	8,0
Petersilie	12,0
Schnittbohnen, grün	10,0
Lauch (Porree)	6,0
Gurke	3,0
Kopfsalat	2,0
Rettich	2,0
Erbsen, getrocknet	3,0
Banane	8,0
Johannisbeeren, schwarz	3,0
Erdbeeren	2,0
Johannisbeeren, rot	2,0

Nickel – verstärkt die Wirkung von Hormonen

Bedeutung für den Körper

Trotz einer Gesamtmenge von nur 10 mg ist Nickel in allen Organen vertreten. Dort beeinflußt beziehungsweise verstärkt es die Wirkung verschiedener Hormone, zum Beispiel des blutzuckersenkenden Insulins und des Vasopressins, das den Blutdruck erhöht durch die Rückgewinnung von Wasser in den Nieren und indem es die Gefäße zusammenzieht. Nickel aktiviert eine Reihe von Enzymen, stabilisiert einen besonders empfindlichen Faktor der Blutgerinnung, überdies vermindert es die Wirkung des Streßhormons Adrenalin.

Vorkommen und Stoffwechsel

Besonders reich an Nickel sind Hülsenfrüchte, Getreide, Nüsse, Kakao und schwarzer Tee.

Empfohlene tägliche Zufuhr

Die Zufuhr wird derzeit auf 200 bis 500 µg/Tag geschätzt und in dieser Höhe als ausreichend angesehen.

Mangelerscheinungen

Sind beim Menschen bisher nicht bekannt; auffallend ist jedoch ein verminderter Nickelspiegel im Serum bei »Blutarmut«, was eine Störung der Eisenresorption vermuten läßt.

Folgen bei Überdosierung

Ernährungsbedingte Überdosierung ist bisher nicht bekannt. Manche Menschen reagieren jedoch auf Nickel allergisch, beispielsweise mit Hautausschlägen auf nickelhaltigem Modeschmuck. In der Kombination mit Kohlenstoffdioxid (→ Seite 17) entsteht eine Verbindung, die sich Nickelcarbonyl nennt und als krebserregend angesehen wird. Durch den Nickelgehalt im

Tabak ruft sie bei Rauchern, außerdem bei Arbeitern in der Nickelindustrie Lungenkrebs hervor.

Das ist zu beachten
Der Nickelspiegel im Blutserum ist bei infarktgefährdeten Menschen stark erhöht (wichtig zur Diagnose).

Schwarzer Tee	650,0
Kaffee-Extrakt-Pulver	96,0
Kaffee (geröstet)	77,0

Vanadium – spielt wohl eine Rolle beim Aufbau von Zähnen und Knochen

Bedeutung für den Körper
Der Vanadiumanteil im Körper eines Erwachsenen beträgt zwischen 17 und 43 mg. Über seine Bedeutung beim Menschen liegen bis heute keine gesicherten Erkenntnisse vor. Als Bestandteil verschiedener Enzyme spielt Vanadium wahrscheinlich beim Aufbau von Knochen und Zähnen eine Rolle und besitzt vermutlich kariesreduzierende Wirkung. Darüber hinaus wird vermutet, daß Vanadium die Bildung von Cholesterin hemmt.

Vorkommen und Stoffwechsel
Vanadium kommt zusammen mit mehrfach ungesättigten Fettsäuren (unentbehrlich für den Organismus, da er sie nicht selbst brechen kann), in pflanzlichen Ölen und in Fischen vor. Beim Vanadiumgehalt in Trink- und Mineralwasser werden große geographische Unterschiede festgestellt.

Lebensmittel mit reichem Nickelgehalt

	µg/100 g verzehrbarem Anteil
Diverse holländische Käsesorten	89,0
Hafer (ganzes Korn)	210,0
Weizenvollkornbrot	130,0
Mais (ganzes Korn)	120,0
Gerste (entspelztes ganzes Korn)	50,0
Bohne (trocken, weiß)	280,0
Erbse (trocken, weiß)	180,0
Petersilie	75,0
Brokkoli	50,0
Pfirsich	40,0
Pekannüsse	1500,0
Walnuß	130,0
Haselnuß	120,0
Kakaopulver, schwach entölt	1230,0
Milchschokolade	150,0
Schokolade (milchfrei)	260,0

Empfohlene tägliche Zufuhr

Der Tagesbedarf ist nicht genau bekannt, er wird auf 100 bis 300 µg geschätzt. Er ist wohl bei einer ausgewogenen Ernährung stets gedeckt.

Mangelerscheinungen

Sind beim Menschen bisher nicht bekannt.

Folgen bei Überdosierung

Überdosierungen mit der Ernährung sind bisher unbekannt. Bei der Vanadiumverarbeitung in der Metallindustrie können Schleimhautreizungen, Asthma, Lungenentzündung und Ekzeme der Haut als Reaktion auf Dämpfe und Staub auftreten.

● **Das ist zu beachten**

Der Nachweis von Vanadium ist sehr schwierig. Die großen Unterschiede bei den bisherigen Werten in Lebensmitteln dürften – außer auf geographische Unterschiede – auf Schwierigkeiten bei den verwendeten Analysemethoden zurückzuführen sein.

Einigkeit besteht darin, daß der Vanadiumgehalt der Kost direkt von der Art des verwendeten Fettes abhängig ist. Enthält das Fett viele ungesättigte Fettsäuren, so ist auch viel Vanadium enthalten, wie die folgenden Zahlen deutlich machen.

Vanadiumgehalt verschiedener Pflanzenöle

	µg/100 g
Sonnenblumenöl	41,0
Olivenöl (je nach Sorte)	22,5–38,0
Erdnußöl	11,5

Richtig ernähren – leicht gemacht

Wenn wir gesund bleiben wollen, sollten wir einige grundsätzliche Dinge bei unserer Ernährung beachten. Ändern Sie Ihren Speiseplan Schritt für Schritt – mit der Zeit wird Ihnen sicher bewußt, um wie vieles wohler Sie sich fühlen, wenn Sie sich ausgewogen ernähren.

• Wählen Sie eine natürliche Kost, mit der Sie zum einen nicht zuviel Energie (Kalorien) zuführen, zum anderen die Zufuhr der essentiellen Nährstoffe Eiweiß (Protein), Fett, Kohlenhydrate, Vitamine und Mineralstoffe sichern.

• Da wir es heute oft mit dem Problem der Eiweiß-Überernährung (mit ihren Folgen, zum Beispiel Gicht) zu tun haben, empfiehlt es sich, *Lebensmittel mit tierischem Eiweiß* wie Fleisch, Fisch, Eier, Milch und Milchprodukte als *Beilagen* zu wählen. Mit Fleisch führen Sie Eisen und Zink zu, mit Fisch Fluor und Jod, mit Milch und Milchprodukten Kalzium.

• Bevorzugen Sie *Lebensmittel mit pflanzlichem Eiweiß*, Getreide, Getreideprodukte und Nüsse versorgen Sie mit Eisen, Mangan, Magnesium, Zink ebenso ausreichend wie Hül-

senfrüchte, die außerdem gute Kaliumlieferanten sind.

• Essen Sie möglichst wenig *Lebensmittel mit tierischen Fetten*, verzichten Sie vor allem auf Speck und Wurst (mit verstecktem Fett!). Diese Lebensmittel sind reich an Energie (Kalorien) und arm an Nährstoffen.

• Verwenden Sie *pflanzliche Öle*, möglichst kaltgepreßt, und gute *Pflanzenmargarine*. Diese Lebensmittel enthalten mehrfach ungesättigte Fettsäuren; sie sind lebensnotwendig für unseren Organismus, im Gegensatz zu gesättigten Fettsäuren in tierischen Fetten, die zusammen mit Cholesterin vorkommen, mit dem gemeinsam sie Gefäßveränderungen hervorrufen können.

• Orientieren Sie sich bei der Auswahl von Fleisch, Fetten und Ölen bitte stets an den Energiewerten in der Lebensmittel-Tabelle.

• *Obst, Gemüse, Salat, Kartoffeln* sollten Sie regelmäßig und als Hauptmahlzeiten essen – und zwar in ihrer natürlichen Form, also nicht als Konserven, denen Zucker, Salz, Glutamat zugesetzt werden. Rohkost, die Sie jeweils vor den gekochten Speisen zu sich nehmen sollten, liefert uns mit ihren Kohlenhydraten die nötige Energie und ist wesentlich für die Versorgung mit Kalium, Kalzium, Magnesium, Eisen, Kupfer und Mangan. Außerdem enthalten diese Lebensmittel viel Ballaststoffe, die wichtig sind für die Verdauung und zur Gesunderhaltung des Darms.

• Kaufen Sie Obst und Gemüse frisch, garen Sie beides so schonend und so kurz wie möglich, so können Sie Vitamin- und Mineralstoffverluste vermeiden.

• Essen Sie möglichst wenig Zucker, Nudeln, Auszugsbeziehungsweise Weißmehl und deren Produkte. Je stärker Lebensmittel bearbeitet (raffiniert) sind, desto ärmer sind sie an Mineral- und Ballaststoffen.

• Schränken Sie die Salzzufuhr ein!

• Würzen Sie mit frischen Kräutern, die Sie der Mahlzeit kurz vor dem Anrichten zugeben.

• Trinken Sie ausreichend – am besten Mineralwasser, Kräuter- und Früchtetees sowie mit Mineralwasser verdünnte Fruchtsäfte.

• Bedenken Sie bitte: Kaffee, Tee und alkoholische Getränke sind Genußmittel – also sparsam verwenden.

So hilft Ihnen die Lebensmittel-Tabelle

Die Werte von 13 Mineralstoffen und die Energiewerte unserer wichtigsten Lebensmittel sind in der folgenden umfangreichen Tabelle praxisnah zusammengestellt und somit auf einen Blick ablesbar. Die Lebensmittel sind in Gruppen zusammengefaßt, innerhalb einer jeden Gruppe alphabetisch geordnet. Über das Inhaltsverzeichnis (→ Seite 1/2) können Sie schnell zum gesuchten Lebensmittel finden. Die richtige Auswahl der Lebensmittel wird Ihnen durch zwei wichtige Angaben in der Tabelle erleichtert:

• Im Tabellenkopf ist zu jedem Mineralstoff der Tagesbedarf eines gesunden Erwachsenen angegeben (DGE-Richtlinien). Sie können also jeden Mineralstoffwert eines gesuchten Lebensmittels mit dem Bedarfswert vergleichen.

• Halbfett gesetzte Mineralstoffwerte kennzeichnen die zur Bedarfsdeckung und für eine ausgewogene Ernährung empfehlenswerten Lebensmittel. Sie können also Ihre Lebensmittel gezielt nach dem Gehalt eines bestimmten Mineralstoffes auswählen.

Wichtig: Hohe Phosphor-, Chlor- und Natriumwerte sind nicht eigens ausgewiesen, da bei diesen Mineralstoffen in der Regel eher ein Überangebot als ein Mangel vorliegt; lesen Sie dazu bitte Genaueres im Kapitel *Was Sie über Mineralstoffe wissen sollten* (→ Seite 4). Hohe Schwefelwerte sind nicht eigens gekennzeichnet, weil für diesen Mineralstoff keine Bedarfswerte vorliegen.

In der Regel ist der Mineralstoffgehalt für 100 g des rohen, frischen (verzehrfertigen) Lebensmittels angegeben. Wird ein Lebensmittel üblicherweise vor dem Verzehr behandelt, zum Beispiel gegart, beziehen sich die Angaben auf den Mineralstoffgehalt nach der Zubereitung.

Erklärung der Abkürzungen und Symbole

kcal	=	Kilokalorie
kj	=	Kilojoule (sprich -dschul)
1 kcal	=	4,2 kj
mg	=	Milligramm (1 mg = 0,001 g)
µg	=	Mikrogramm (1 µg = 0,001 mg)
+	=	Im Lebensmittel nur in Spuren enthalten
–	=	Es liegen keine Daten vor.
i.Tr.	=	in der Trockenmasse

LEBENS-MITTEL 100g	Energie kcal	Energie kJ	Natrium mg	Kalium mg	Kalzium mg	Magnesium mg	Phosphor mg
Durchschnittlicher Tagesbedarf[1]			2000 –3000	3000 –4000	800	♂ 350 ♀ 300	800
MILCH, MILCHPRODUKTE							
Roh-, Vorzugsmilch	69	287	48	157	**120**	12	95
Vollmilch, 3,5%	66	278	48	157	**120**	12	90
Fettarme Milch, 1,5%	49	204	47	155	**118**	12	91
Magermilch, 0,1 – 0,3%	35	147	53	150	**123**	14	97
Milchpulver							
Vollmilchpulver	506	2116	371	1160	920	100	700
Magermilchpulver	371	1550	550	1600	1290	120	1020
Schlagsahne, Saure Sahne							
Sahne, 10%	122	512	40	132	101	11	85
Kaffeesahne, 15%	172	719	40	130	100	11	80
Sahne, 30%	310	1296	34	112	80	10	63
Saure Sahne, 10%	121	505	40	140	110	12	90
20%	213	890	40	130	100	11	80
30%	299	1253	31	109	86	9	70
Crème fraîche, 40%	389	1628	30	100	90	10	70
Kondensmilch							
Kondensmilch, 4%	114	477	110	330	260	26	220
7,5%	137	572	98	322	242	27	189
10%	182	761	128	420	315	35	246
Buttermilch, Dickmilch							
Buttermilch	36	151	57	147	**109**	16	90
Dickmilch, 10%	123	514	50	150	**110**	11	90
3,5%	69	287	50	150	**120**	12	100
mit Früchten, 3,5%	109	455	42	145	104	12	86

38   [1] = Erläuterung → *Was Sie über Mineralstoffe wissen sollten*, Seite 4
– = keine Daten   + = nur in Spuren enthalten

Schwefel mg	Chlor mg	Eisen µg	Zink µg	Kupfer µg	Mangan µg	Fluor µg	Jod µg	LEBENS-MITTEL 100g
–	3000 –5000	12000 –18000	15000	2000 –4000	2000 –5000	1000	200	Durchschnittlicher Tagesbedarf[1]
								MILCH, MILCHPRODUKTE
30	102	46	380	10	3	17	11	Roh-, Vorzugsmilch
30	102	46	380	17	3	17	11	Vollmilch, 3,5%
30	102	46	370	10	3	15	11	Fettarme Milch, 1,5%
30	100	120	400	2	5	10	2	Magermilch, 0,1 – 0,3%
								Milchpulver
240	810	700	2100	160	70	120	32	Vollmilchpulver
300	1100	800	4100	29	50	130	75	Magermilchpulver
								Schlagsahne, Saure Sahne
26	77	110	300	22	3	17	10	Sahne, 10%
25	70	80	380	15	5	11	8	Kaffeesahne, 15%
20	69	30	260	6	2	12	3	Sahne, 30%
25	80	100	430	25	4	12	12	Saure Sahne, 10%
23	70	100	340	18	4	13	9	20%
19	62	78	334	19	3	9	9	30%
23	70	70	310	10	4	10	9	Crème fraîche, 40%
								Kondensmilch
60	220	110	800	26	11	29	17	Kondensmilch, 4%
70	209	94	780	21	5	35	8	7,5%
80	272	120	1000	27	7	46	10	10%
								Buttermilch, Dickmilch
30	100	100	420	15	3	10	2	Buttermilch
30	90	50	340	11	5	12	7	Dickmilch, 10%
30	100	50	360	12	5	13	8	3,5%
27	86	131	317	22	24	13	6	mit Früchten, 3,5%

[1] = Erläuterung → *Was Sie über Mineralstoffe wissen sollten*, Seite 4
– = keine Daten   + = nur in Spuren enthalten

LEBENS-MITTEL 100g	Energie kcal	Energie kJ	Natrium mg	Kalium mg	Kalzium mg	Magnesium mg	Phosphor mg
Durchschnittlicher Tagesbedarf[1]			2000 –3000	3000 –4000	800	♂ 350 ♀ 300	800
Joghurt							
Joghurt, 3,5%	74	308	48	157	**120**	12	92
fettarm, 1,5%	51	212	50	150	**120**	11	90
entrahmt	39	165	57	187	**143**	14	109
mit Früchten, 3,5%	113	473	42	145	104	12	77
mit Müsli	136	568	45	202	118	27	135
Kefir, Molke, Schwedenmilch							
Kefir, 3,5%	66	277	50	155	**120**	13	90
Molke, 3,5%	25	103	45	129	68	1	43
Schwedenmilch, 3,5%	68	285	49	155	**124**	12	99
Hartkäse							
Appenzeller, 50% Fett i. Tr.	415	1739	700	100	**800**	36	500
Bergkäse, 45% Fett i. Tr.	415	1736	400	100	**1200**	55	850
Chester, 50% Fett i. Tr.	410	1714	675	102	**810**	37	530
Greyerzer, 50% Fett i. Tr.	436	1825	400	90	**900**	35	600
Emmentaler, 45% Fett i. Tr.	401	1678	450	107	**1020**	35	636
Jarlsberg, 45% Fett i. Tr.	360	1508	700	100	**950**	40	500
Parmesan, 35% Fett i. Tr.	395	1654	704	131	**1290**	45	840
Provolone, 50% Fett i. Tr.	383	1603	615	120	**881**	31	576
Raclettekäse, 50% Fett i. Tr.	435	1821	800	100	**700**	40	500
Schnittkäse							
Amsterdamer, 50% Fett i. Tr.	372	1559	880	67	**780**	40	520
Blauschimmel, 50% Fett i. Tr.	373	1561	1400	260	**530**	20	400
Butterkäse, 45% Fett i. Tr.	335	1403	800	100	**700**	50	400
Edamer, 45% Fett i. Tr.	371	1552	654	67	**678**	40	403
30% Fett i. Tr.	266	1113	800	95	**800**	59	570

[1] = Erläuterung → *Was Sie über Mineralstoffe wissen sollten*, Seite 4
– = keine Daten   + = nur in Spuren enthalten

40

Schwefel mg	Chlor mg	Eisen µg	Zink µg	Kupfer µg	Mangan µg	Fluor µg	Jod µg	LEBENSMITTEL 100g
–	3000–5000	12000–18000	15000	2000–4000	2000–5000	1000	200	Durchschnittlicher Tagesbedarf[1]
								Joghurt
30	102	46	380	10	3	17	4	Joghurt, 3,5%
30	96	44	360	9	2	16	4	fettarm, 1,5%
30	121	55	450	12	3	20	4	entrahmt
27	86	131	334	21	23	14	5	mit Früchten, 3,5%
48	229	717	850	94	605	21	6	mit Müsli
								Kefir, Molke, Schwedenmilch
30	100	130	360	12	5	13	8	Kefir, 3,5%
25	67	100	50	20	3	10	8	Molke, 3,5%
30	90	40	440	10	10	12	7	Schwedenmilch, 3,5%
								Hartkäse
200	1100	600	**5000**	115	50	135	35	Appenzeller, 50% Fett i. Tr.
200	600	700	**6000**	140	60	160	**40**	Bergkäse, 45% Fett i. Tr.
200	1100	550	**4000**	100	30	140	35	Chester, 50% Fett i. Tr.
200	800	500	**4000**	**800**	40	160	**40**	Greyerzer, 50% Fett i. Tr.
230	370	310	**4630**	**1170**	27	60	**40**	Emmentaler, 45% Fett i. Tr.
200	1000	500	**4000**	100	40	115	30	Jarlsberg, 45% Fett i. Tr.
250	950	1020	**3000**	360	70	160	**40**	Parmesan, 35% Fett i. Tr.
240	900	500	**3900**	240	30	160	**40**	Provolone, 50% Fett i. Tr.
230	1200	500	**4000**	100	40	115	30	Raclettekäse, 50% Fett i. Tr.
								Schnittkäse
220	1000	100	**4000**	100	40	115	30	Amsterdamer, 50% Fett i. Tr.
220	1800	310	2660	160	200	150	**40**	Blauschimmel, 50% Fett i. Tr.
210	1200	600	**5000**	120	50	140	35	Butterkäse, 45% Fett i. Tr.
230	1050	620	**4000**	**650**	150	130	30	Edamer, 45% Fett i. Tr.
230	1250	600	**4000**	**780**	180	120	30	30% Fett i. Tr.

[1] = Erläuterung → *Was Sie über Mineralstoffe wissen sollten*, Seite 4
– = keine Daten   + = nur in Spuren enthalten

LEBENS-MITTEL 100g	Energie kcal	Energie kJ	Natrium mg	Kalium mg	Kalzium mg	Magnesium mg	Phosphor mg
Durchschnittlicher Tagesbedarf[1]			2000 –3000	3000 –4000	800	♂ 350 ♀ 300	800
Edelpilzkäse, 45% Fett i. Tr.	328	1375	1200	150	**550**	45	380
60% Fett i. Tr.	430	1800	1200	100	**600**	50	400
Gouda, 45% Fett i. Tr.	382	1600	869	76	**820**	28	443
30% Fett i. Tr.	278	1165	800	100	**900**	40	600
Havarti, 45% Fett i. Tr.	349	1462	700	100	**750**	40	500
Tilsiter, 45% Fett i. Tr.	368	1539	773	60	**858**	31	522
30% Fett i. Tr.	285	1194	1000	100	**830**	40	580
Weißlacker, 50% Fett i. Tr.	346	1447	1400	100	**400**	30	300
Weichkäse							
Bavariablu, 60% Fett i. Tr.	375	1571	700	200	**300**	20	300
Brie, 70% Fett i. Tr.	434	1816	700	200	**300**	20	300
50% Fett i. Tr.	355	1486	1170	152	**400**	20	188
Camembert, 60% Fett i. Tr.	393	1645	944	105	**400**	29	310
45% Fett i. Tr.	299	1250	970	110	**570**	17	350
30% Fett i. Tr.	228	955	900	120	**600**	19	540
Klosterkäse, 50% Fett i. Tr.	365	1527	800	100	**700**	50	400
Limburger, 45% Fett i. Tr.	308	1288	949	105	**527**	21	316
20% Fett i. Tr.	195	818	1280	116	**534**	39	285
Münsterkäse, 30% Fett i. Tr.	266	1114	1200	130	**230**	30	170
Romadur, 20% Fett i. Tr.	190	794	920	100	**448**	20	325
Weinkäse, 45% Fett i. Tr.	314	1314	1200	100	**500**	20	300
Frisch-, Sauermilchkäse							
Frischkäse, 70% Fett i. Tr.	352	1472	350	100	90	9	140
60% Fett i. Tr.	341	1427	375	95	79	7	137
körnig, 20% Fett i. Tr.	108	453	230	88	**95**	10	150
mit Kräutern, 70% Fett i. Tr.	427	1788	300	60	50	8	150
Molkenkäse, 10% Fett i. Tr.	338	1416	40	100	**310**	15	430

42   [1] = Erläuterung → *Was Sie über Mineralstoffe wissen sollten*, Seite 4
     – = keine Daten   + = nur in Spuren enthalten

Schwefel mg	Chlor mg	Eisen µg	Zink µg	Kupfer µg	Mangan µg	Fluor µg	Jod µg	LEBENS-MITTEL 100g
–	3000–5000	12000–18000	15000	2000–4000	2000–5000	1000	200	Durchschnittlicher Tagesbedarf[1]
220	1800	550	**3500**	160	200	150	**40**	Edelpilzkäse, 45% Fett i. Tr.
220	1800	700	**4000**	140	60	160	**40**	60% Fett i. Tr.
220	1300	500	**3900**	70	40	130	30	Gouda, 45% Fett i. Tr.
240	1200	500	**4000**	100	40	115	30	30% Fett i. Tr.
220	1000	500	**4000**	100	40	115	30	Havarti, 45% Fett i. Tr.
200	1300	500	**4000**	100	40	115	30	Tilsiter, 45% Fett i. Tr.
200	1500	500	**5000**	100	40	115	30	30% Fett i. Tr.
220	2000	400	**3000**	80	30	90	20	Weißlacker, 50% Fett i. Tr.
								Weichkäse
180	1100	300	**3000**	70	30	100	20	Bavariablu, 60% Fett i. Tr.
210	1000	300	**3000**	70	30	100	20	Brie, 70% Fett i. Tr.
210	1600	500	**3000**	70	30	100	20	50% Fett i. Tr.
230	1400	300	**3000**	70	30	100	20	Camembert, 60% Fett i. Tr.
230	1440	150	**3100**	70	40	100	20	45% Fett i. Tr.
200	1750	170	**3400**	80	30	100	20	30% Fett i. Tr.
180	1200	600	**5000**	120	50	140	35	Klosterkäse, 50% Fett i. Tr.
242	1686	632	2108	74	32	105	21	Limburger, 45% Fett i. Tr.
230	1600	400	2000	70	30	100	20	20% Fett i. Tr.
180	2000	230	2800	70	40	120	30	Münsterkäse, 30% Fett i. Tr.
180	1800	550	2000	70	30	100	20	Romadur, 20% Fett i. Tr.
180	1800	600	2000	70	30	100	20	Weinkäse, 45% Fett i. Tr.
								Frisch-, Sauermilchkäse
100	500	550	500	40	43	175	**40**	Frischkäse, 70% Fett i. Tr.
110	600	550	540	50	45	180	**40**	60% Fett i. Tr.
100	600	300	400	20	7	17	10	körnig, 20% Fett i. Tr.
110	300	550	500	17	7	17	10	mit Kräutern, 70% Fett i. Tr.
210	2000	**5000**	3000	800	35	100	10	Molkenkäse, 10% Fett i. Tr.

[1] = Erläuterung → *Was Sie über Mineralstoffe wissen sollten*, Seite 4
– = keine Daten   + = nur in Spuren enthalten

43

LEBENS- MITTEL 100g	Energie kcal	Energie kJ	Natrium mg	Kalium mg	Kalzium mg	Magnesium mg	Phosphor mg
Durchschnittlicher Tagesbedarf[1]			2000 –3000	3000 –4000	800	♂ 350 ♀ 300	800
Quark, 40% Fett i. Tr.	165	692	34	82	**95**	10	187
20% Fett i. Tr.	112	470	35	87	**85**	11	165
Magerstufe	76	319	40	95	**92**	12	160
mit Früchten, 40% Fett i. Tr.	165	692	35	100	90	10	170
mit Kräutern, 40% Fett i. Tr.	153	642	360	110	90	9	160
Ricotta, 30% Fett i. Tr.	145	609	125	125	**272**	15	183
Sauermilchkäse, mager	146	611	1300	100	120	15	270
Schichtkäse, 20% Fett i. Tr.	113	474	35	120	79	9	180
Koch-, Schmelzkäse							
Kochkäse, 10% Fett i. Tr.	112	468	1300	150	**900**	45	1100
mager	100	419	1300	150	**1000**	45	1200
Schmelzkäse, 60% Fett i. Tr.	353	1476	1100	100	400	42	700
20% Fett i. Tr.	319	1334	1300	110	600	30	940
Schafskäse							
Feta (griech. Schafskäse)	268	1086	1300	200	**500**	25	360
Roquefort	386	1615	1810	80	**662**	30	392
EIER							
Entenei	199	834	120	130	60	16	180
Gänseei	194	814	140	140	57	13	210
Hühnerei, frisch , ganz	168	703	144	147	56	12	216
Eigelb, frisch	372	1558	50	138	140	16	550
Eiweiß, frisch	49	206	170	150	11	12	21
Hühnervollei, gegart	168	703	140	140	57	12	210
getrocknet	598	2505	510	490	203	46	757
ÖLE, FETTE							
Pflanzenöle							
Erdnußöl	924	3867	0	0	0	2	–

44   [1] = Erläuterung → *Was Sie über Mineralstoffe wissen sollten*, Seite 4
– = keine Daten   + = nur in Spuren enthalten

Schwefel mg	Chlor mg	Eisen µg	Zink µg	Kupfer µg	Mangan µg	Fluor µg	Jod µg	LEBENSMITTEL 100g
–	3000 –5000	12000 –18000	15000	2000 –4000	2000 –5000	1000	200	Durchschnittlicher Tagesbedarf[1]
90	130	340	500	13	60	22	3	Quark, 40% Fett i. Tr.
120	130	370	500	14	60	23	4	20% Fett i. Tr.
120	120	400	570	15	70	25	4	Magerstufe
90	100	400	500	17	7	17	10	mit Früchten, 40% Fett i. Tr.
100	550	300	500	17	7	17	10	mit Kräutern, 40% Fett i. Tr.
210	2000	440	1340	**800**	35	100	10	Ricotta, 30% Fett i. Tr.
260	1900	300	1400	50	7	17	10	Sauermilchkäse, mager
100	80	300	500	17	7	17	10	Schichtkäse, 20% Fett i. Tr.
								Koch-, Schmelzkäse
120	800	900	**4000**	120	50	140	35	Kochkäse, 10% Fett i. Tr.
120	800	900	**4000**	120	50	140	35	mager
250	900	1200	4000	120	50	140	35	Schmelzkäse, 60% Fett i. Tr.
250	900	900	3200	200	50	140	35	20% Fett i. Tr.
								Schafskäse
200	1800	500	**3500**	80	35	110	25	Feta (griech. Schafskäse)
200	1800	560	2080	80	35	110	25	Roquefort
								EIER
170	170	2800	1410	100	40	100	10	Entenei
170	170	2000	1400	90	40	100	10	Gänseei
170	180	2100	1350	100	30	100	10	Hühnerei, frisch, ganz
180	180	7200	3800	350	90	30	14	Eigelb, frisch
200	170	200	20	130	40	30	7	Eiweiß, frisch
170	170	2000	1400	100	40	100	10	Hühnervollei, gegart
606	606	8800	5000	357	143	357	36	getrocknet
								ÖLE, FETTE
								Pflanzenöle
–	–	64	–	3	–	–	0	Erdnußöl

LEBENS-MITTEL 100g	Energie kcal	Energie kJ	Natrium mg	Kalium mg	Kalzium mg	Magnesium mg	Phosphor mg
Durchschnittlicher Tagesbedarf[1]			2000 –3000	3000 –4000	800	♂ 350 ♀ 300	800
Maiskeimöl	928	3886	1	1	15	–	–
Olivenöl	926	3878	1	–	–	–	–
Sonnenblumenkernöl	927	3882	–	–	–	–	–
Pflanzliche Fette, Mayonnaise							
Margarine mit Linolsäure, unter 30%	756	3165	100	7	10	1	12
mit Linolsäure, 30 – 50%	763	3194	100	30	10	2	20
mit Linolsäure, über 50%	745	3119	39	30	10	2	20
halbfett	377	1578	400	7	12	1	8
Kakaobutter	925	3871	330	40	25	20	8
Kokosfett	923	3866	2	2	2	+	1
Mayonnaise, 80% Fett i. Tr.	782	3273	500	25	18	5	50
Tierische Fette, Öle							
Butter, halbfett	396	1656	80	160	20	14	20
Sauer- und Süßrahmbutter	768	3217	6	15	15	3	22
Butterschmalz	916	3836	30	15	6	1	20
Lebertran	949	3972	3	4	3	–	3
Rindertalg	920	3850	11	6	3	1	7
Schweineschmalz	948	3965	1	1	1	1	3
FISCHE, FISCHWAREN, KRUSTENTIERE							
Fische, frisch							
Bachsaibling	108	452	50	**370**	20	30	266
Dornhai	169	709	100	223	13	20	253
Hecht	89	373	63	250	20	25	192
Heilbutt, Schwarzer	180	755	86	306	25	22	200

[1] = Erläuterung → *Was Sie über Mineralstoffe wissen sollten*, Seite 4
– = keine Daten   + = nur in Spuren enthalten

Schwefel mg	Chlor mg	Eisen µg	Zink µg	Kupfer µg	Mangan µg	Fluor µg	Jod µg	LEBENSMITTEL 100g
–	3000–5000	12000–18000	15000	2000–4000	2000–5000	1000	200	Durchschnittlicher Tagesbedarf[1)
–	–	1300	–	50	–	–	0	Maiskeimöl
–	100	380	60	–	–	–	5	Olivenöl
–	–	30	–	1	–	–	0	Sonnenblumenkernöl
								Pflanzliche Fette, Mayonnaise
12	120	50	160	40	4	9	1	Margarine mit Linolsäure, unter 30%
12	158	50	160	40	4	8	1	mit Linolsäure, 30 – 50%
12	62	50	160	40	4	8	1	mit Linolsäure, über 50%
8	800	30	200	3	10	15	3	halbfett
8	30	30	200	20	10	15	3	Kakaobutter
–	+	20	–	2	1000	–	0	Kokosfett
21	750	700	160	30	1000	10	6	Mayonnaise, 80% Fett i. Tr.
								Tierische Fette, Öle
9	120	40	370	9	3	17	4	Butter, halbfett
9	30	160	200	30	40	130	4	Sauer- und Süßrahmbutter
10	20	30	180	10	5	30	1	Butterschmalz
3	100	15	150	15	500	10	120	Lebertran
20	18	320	80	80	1	10	0	Rindertalg
25	4	100	110	20	1	15	10	Schweineschmalz
								FISCHE, FISCHWAREN, KRUSTENTIERE
								Fische, frisch
180	60	900	800	200	15	**580**	**32**	Bachsaibling
220	100	1320	520	100	70	**100**	**26**	Dornhai
200	100	1050	1100	47	35	80	10	Hecht
200	120	250	400	200	12	**260**	**20**	Heilbutt, Schwarzer

[1) = Erläuterung → *Was Sie über Mineralstoffe wissen sollten*, Seite 4
– = keine Daten   + = nur in Spuren enthalten

LEBENS-MITTEL 100g	Energie kcal	Energie kJ	Natrium mg	Kalium mg	Kalzium mg	Magnesium mg	Phosphor mg
Durchschnittlicher Tagesbedarf[1]			2000–3000	3000–4000	800	♂ 350 ♀ 300	800
Lachs, Salm	217	907	51	**371**	13	29	266
Makrele	195	817	95	**396**	12	30	244
Schwertfisch	128	537	102	342	10	20	506
Sprotte	226	945	100	300	20	30	200
Thunfisch, Weißer	191	800	40	293	26	20	200
Fische, gegart							
Felchen (Renke)	113	473	50	320	60	30	290
Forelle (Bachforelle)	116	485	40	**470**	19	27	240
Kabeljau (Dorsch)	86	360	80	**350**	20	25	180
Karpfen	128	536	50	300	50	30	220
Lachs (Goldlachs)	221	924	50	**370**	20	30	270
Rotbarsch (Goldbarsch)	117	491	80	310	20	30	200
Schellfisch	83	348	110	300	18	24	180
Scholle	94	392	100	310	55	23	190
Steinbutt	97	405	110	300	18	**40**	160
Fischwaren							
Anchovis, Konserve	267	1117	100	278	82	35	233
Brathering	218	913	569	182	36	40	240
Kaviar, echter	262	1097	1940	164	51	50	300
Kaviarersatz	123	514	6826	148	77	18	280
Lachs, geräuchert	315	1317	64	475	23	38	308
Matjeshering	285	1193	2500	390	43	35	200
Ölsardinen	299	1250	505	397	330	24	430
Renke (Felchen), geräuchert	187	781	74	476	79	45	383
Thunfisch in Öl	303	1269	1890	343	7	21	294
Krustentiere, frisch							
Garnelen	96	400	146	266	**92**	**67**	224

48   [1] = Erläuterung → *Was Sie über Mineralstoffe wissen sollten*, Seite 4
  – = keine Daten   + = nur in Spuren enthalten

Schwefel mg	Chlor mg	Eisen µg	Zink µg	Kupfer µg	Mangan µg	Fluor µg	Jod µg	LEBENSMITTEL 100g
–	3000–5000	12000–18000	15000	2000–4000	2000–5000	1000	200	Durchschnittlicher Tagesbedarf[1]
180	60	1000	800	200	14	**580**	**34**	Lachs, Salm
190	131	1000	500	160	37	**350**	**74**	Makrele
230	130	900	**1700**	10	60	**370**	**50**	Schwertfisch
200	170	1400	**1500**	80	140	**350**	**55**	Sprotte
230	60	1000	**1700**	10	20	**370**	**50**	Thunfisch, Weißer
								Fische, gegart
250	70	480	1200	50	50	**100**	**60**	Felchen (Renke)
210	60	1000	480	200	30	30	3	Forelle (Bachforelle)
220	100	400	500	200	15	**300**	**120**	Kabeljau (Dorsch)
230	60	1000	470	50	60	32	2	Karpfen
180	60	900	800	50	15	**580**	**32**	Lachs (Goldlachs)
280	120	700	590	50	30	**140**	**99**	Rotbarsch (Goldbarsch)
220	200	600	400	200	20	**160**	**240**	Schellfisch
240	130	800	500	50	30	**240**	**190**	Scholle
240	140	500	200	180	20	**215**	**35**	Steinbutt
								Fischwaren
220	30	4900	1400	300	70	340	30	Anchovis, Konserve
210	150	1100	780	240	25	360	130	Brathering
320	830	1400	950	110	50	320	130	Kaviar, echter
281	8548	1230	833	109	62	389	116	Kaviarersatz
205	68	1026	912	228	17	785	43	Lachs, geräuchert
220	3900	1300	900	440	20	340	56	Matjeshering
161	1070	2700	2217	40	98	1600	24	Ölsardinen
331	93	635	1587	66	66	157	94	Renke (Felchen), geräuchert
176	2903	1200	1302	14	22	322	53	Thunfisch in Öl
								Krustentiere, frisch
300	95	**1760**	**2310**	240	30	**160**	**130**	Garnelen

[1] = Erläuterung → *Was Sie über Mineralstoffe wissen sollten*, Seite 4
– = keine Daten   + = nur in Spuren enthalten

LEBENS-MITTEL 100g	Energie kcal	Energie kJ	Natrium mg	Kalium mg	Kalzium mg	Magnesium mg	Phosphor mg
Durchschnittlicher Tagesbedarf[1]			2000 –3000	3000 –4000	800	♂ 350 ♀ 300	800
Jakobsmuscheln	85	355	205	311	69	**50**	151
Krabben	105	441	140	250	**100**	**70**	200
Langusten	95	397	182	**500**	68	20	215
Krustentiere, gegart oder Konserve							
Flußkrebs (Edelkrebs), gegart	79	330	250	250	50	**48**	220
Garnelensuppe, Konserve	30	126	5527	117	56	22	51
Hummer	93	391	300	220	50	20	230
Klaffmuscheln	70	292	120	**800**	12	**63**	310
Miesmuscheln (Blau-, Pfahlmuscheln)	84	350	290	280	30	**40**	240
GEFLÜGEL, FLEISCH, FLEISCHWAREN							
Geflügel							
Brathähnchen, Brust	109	456	66	264	14	30	212
ganz	144	602	83	**359**	12	**37**	200
Brathuhn, gefroren	139	580	70	200	10	25	160
Schlegel, gegart	124	519	95	250	15	30	188
Leber	142	594	68	218	18	13	240
Ente, frisch, mittelfett	243	1017	140	292	11	15	187
Fasan	157	656	37	262	13	20	230
Gans, gegart	404	1692	1207	**517**	24	**33**	313
Perlhuhn	167	700	80	**350**	11	30	180
Puter (Truthahn), Brust	115	483	46	333	13	20	200
Rebhuhn	246	1031	100	**400**	45	**36**	300
Suppenhuhn, Fleisch mittelfett, frisch	274	1147	80	**350**	11	30	178

[1] = Erläuterung → *Was Sie über Mineralstoffe wissen sollten*, Seite 4
– = keine Daten   + = nur in Spuren enthalten

Schwefel mg	Chlor mg	Eisen µg	Zink µg	Kupfer µg	Mangan µg	Fluor µg	Jod µg	LEBENS-MITTEL 100g
–	3000–5000	12000–18000	15000	2000–4000	2000–5000	1000	200	Durchschnittlicher Tagesbedarf[1]
300	400	**7500**	**2000**	**3600**	160	**120**	**120**	Jakobsmuscheln
300	95	**1700**	**2300**	240	30	**100**	**130**	Krabben
200	80	1300	**2000**	**1000**	40	**150**	**50**	Langusten
								Krustentiere, gegart oder Konserve
215	96	**1500**	**2400**	**1200**	60	**120**	6	Flußkrebs (Edelkrebs), gegart
177	7896	448	528	100	53	198	17	Garnelensuppe, Konserve
170	60	1000	**1600**	**700**	40	**210**	**100**	Hummer
260	92	570	**2400**	**3600**	180	**120**	**120**	Klaffmuscheln
370	460	**5200**	**1800**	290	230	**120**	**130**	Miesmuscheln (Blau-, Pfahlmuscheln)
								GEFLÜGEL, FLEISCH, FLEISCHWAREN
								Geflügel
200	80	1100	800	150	20	40	+	Brathähnchen, Brust
200	85	**1800**	850	**300**	20	33	+	ganz
200	70	**1500**	1000	200	20	40	+	Brathuhn, gefroren
200	80	**1800**	**1700**	200	20	40	+	Schlegel, gegart
220	100	7400	3200	300	77	190	2	Leber
200	85	**2100**	**1600**	**450**	30	40	1	Ente, frisch, mittelfett
200	60	1150	970	69	16	30	+	Fasan
384	1528	**2660**	1666	**372**	65	73	6	Gans, gegart
200	80	**1500**	1100	200	20	40	+	Perlhuhn
200	100	1000	**1800**	130	30	40	2	Puter (Truthahn), Brust
400	99	**8000**	650	200	15	30	+	Rebhuhn
200	80	1400	1300	250	20	40	+	Suppenhuhn, Fleisch mittelfett, frisch

[1] = Erläuterung → *Was Sie über Mineralstoffe wissen sollten*, Seite 4
– = keine Daten   + = nur in Spuren enthalten

51

LEBENS-MITTEL 100g	Energie kcal	Energie kJ	Natrium mg	Kalium mg	Kalzium mg	Magnesium mg	Phosphor mg
Durchschnittlicher Tagesbedarf[1]			2000–3000	3000–4000	800	♂ 350 ♀ 300	800
Taube, gegart	313	1312	1295	**514**	38	**58**	548
Wachtel	161	672	51	237	13	20	307
Kalbfleisch, frisch							
Bratenfleisch, mittelfett	154	644	95	331	10	15	189
Filet (Lende)	104	436	95	348	12	15	187
Haxe, Vorderbein	107	447	115	300	12	15	187
Kamm	144	604	96	335	10	15	191
Kotelett	122	510	93	369	13	16	187
Leber	124	518	87	316	9	19	306
Niere	134	561	200	290	10	18	260
Schnitzel, mager	135	566	97	338	10	16	193
Kalbfleisch, Konserve							
Braten	101	421	496	249	14	14	161
Frikassee	112	468	532	239	13	14	161
Rindfleisch, frisch							
Bratenfleisch, mager	154	643	50	**364**	5	20	187
mittelfett	201	842	48	343	5	19	177
Filet	126	529	51	340	3	20	164
Kamm	145	605	76	**362**	13	18	200
Kochfleisch, mittelfett	208	870	48	340	5	18	176
Leber	123	514	116	292	7	17	358
Niere	122	510	235	245	11	20	248
Roastbeef (Lende)	188	785	74	335	12	23	157
Tatar	123	513	40	**390**	10	20	190
Rindfleisch, Konserve							
Gulasch	129	539	535	273	14	18	141
Roulade	177	740	374	232	11	14	128

52

[1] = Erläuterung → *Was Sie über Mineralstoffe wissen sollten*, Seite 4
− = keine Daten   + = nur in Spuren enthalten

Schwefel mg	Chlor mg	Eisen µg	Zink µg	Kupfer µg	Mangan µg	Fluor µg	Jod µg	LEBENS-MITTEL 100 g
–	3000–5000	12000–18000	15000	2000–4000	2000–5000	1000	200	Durchschnittlicher Tagesbedarf[1]
425	1605	**2946**	1496	**391**	27	66	1	Taube, gegart
200	60	**4510**	2700	**594**	16	30	+	Wachtel
								Kalbfleisch, frisch
189	68	**1924**	**2787**	155	28	20	3	Bratenfleisch, mittelfett
187	67	**1908**	**2742**	154	28	20	3	Filet (Lende)
187	67	**1908**	**2742**	154	28	20	3	Haxe, Vorderbein
191	68	**1939**	**2829**	156	29	20	3	Kamm
187	73	**2100**	**2300**	250	30	20	3	Kotelett
240	89	7900	8400	5500	280	19	8	Leber
170	250	11500	1800	370	50	200	4	Niere
193	69	**1953**	**2868**	157	29	20	3	Schnitzel, mager
								Kalbfleisch, Konserve
136	715	1438	2478	150	44	81	3	Braten
133	772	1456	2431	150	49	84	3	Frikassee
								Rindfleisch, frisch
187	55	**2467**	**4112**	71	20	**128**	3	Bratenfleisch, mager
177	54	**2350**	**3800**	73	19	**119**	3	mittelfett
187	55	**2467**	**4112**	70	20	**100**	3	Filet
173	53	**3200**	**3676**	74	19	**116**	3	Kamm
176	53	**2334**	**3756**	73	19	**118**	3	Kochfleisch, mittelfett
240	68	7100	5100	3600	250	130	14	Leber
170	251	9500	1900	390	110	200	4	Niere
169	114	**2500**	**2500**	40	18	**112**	3	Roastbeef (Lende)
180	50	**3000**	**4200**	250	40	**130**	3	Tatar
								Rindfleisch, Konserve
129	819	1894	3029	120	49	105	4	Gulasch
124	566	1430	2485	103	45	82	4	Roulade

[1] = Erläuterung → *Was Sie über Mineralstoffe wissen sollten*, Seite 4
– = keine Daten   + = nur in Spuren enthalten

LEBENS-MITTEL 100g	Energie kcal	Energie kJ	Natrium mg	Kalium mg	Kalzium mg	Magnesium mg	Phosphor mg
Durchschnittlicher Tagesbedarf[1]			2000–3000	3000–4000	800	♂ 350 ♀ 300	800
Schaffleisch, frisch							
Filet	156	654	69	264	9	24	193
Haxe, Hinterbein	176	736	68	260	9	24	188
Kotelett	230	965	66	248	8	22	173
Leber	141	589	95	280	5	20	370
Niere	105	438	240	252	13	17	260
Schaffleisch, gegart oder Konserve							
Bratenfleisch, mittelfett, gegart	213	892	67	252	9	22	178
Schaffleisch, Konserve	245	1026	211	219	14	17	134
Schweinefleisch, frisch							
Bratenfleisch, mittelfett	211	884	57	360	5	24	180
Filet	156	652	74	348	2	26	173
Kamm	211	884	76	252	5	17	139
Kotelett, Rücken	207	867	56	351	5	24	175
Leber	145	605	77	350	10	21	362
Niere	122	510	173	242	7	16	260
Schnitzel	183	768	58	374	5	25	186
Schweinefleisch, Konserve							
Braten	150	627	544	251	14	17	140
Kochfleisch	189	790	442	322	11	21	173
Sonstige Fleischarten, Wild							
Ferkel	175	733	58	378	5	25	188
Hase	124	517	50	**400**	10	20	220
Hauskaninchen, frisch	164	686	50	**380**	20	29	220

[1] = Erläuterung → *Was Sie über Mineralstoffe wissen sollten*, Seite 4
– = keine Daten   + = nur in Spuren enthalten

Schwefel mg	Chlor mg	Eisen µg	Zink µg	Kupfer µg	Mangan µg	Fluor µg	Jod µg	LEBENS-MITTEL 100g
–	3000–5000	12000–18000	15000	2000–4000	2000–5000	1000	200	Durchschnittlicher Tagesbedarf[1]
								Schaffleisch, frisch
202	79	**1554**	**3399**	245	49	**118**	3	Filet
197	78	**1521**	**3326**	242	48	**116**	3	Haxe, Hinterbein
181	75	1429	**3122**	232	46	**111**	3	Kotelett
230	80	12400	4350	7640	330	100	3	Leber
180	270	7500	2800	400	120	200	4	Niere
								Schaffleisch, gegart oder Konserve
186	76	1458	**3187**	235	47	**113**	3	Bratenfleisch, mittelfett, gegart
129	308	1269	2456	187	48	69	3	Schaffleisch, Konserve
								Schweinefleisch, frisch
180	66	1395	2252	58	72	56	3	Bratenfleisch, mittelfett
193	69	1466	2419	53	77	59	3	Filet
180	66	2200	2252	58	72	56	3	Kamm
175	66	1371	2195	59	70	55	3	Kotelett, Rücken
230	68	22100	5900	5480	360	290	14	Leber
180	190	10000	2600	600	60	200	4	Niere
187	68	1430	2335	55	75	57	3	Schnitzel
								Schweinefleisch, Konserve
129	830	1103	1657	114	71	59	3	Braten
170	661	1390	2150	142	66	55	3	Kochfleisch
								Sonstige Fleischarten, Wild
189	68	1441	2360	54	75	58	3	Ferkel
200	70	**3000**	950	240	40	30	1	Hase
200	51	**3000**	1400	**500**	38	97	1	Hauskaninchen, frisch

LEBENS-MITTEL 100g	Energie kcal	Energie kJ	Natrium mg	Kalium mg	Kalzium mg	Magnesium mg	Phosphor mg
Durchschnittlicher Tagesbedarf[1]			2000–3000	3000–4000	800	♂ 350 ♀ 300	800
gegart, fett	205	859	48	**350**	18	27	200
Hirsch, gegart	219	917	61	330	7	29	249
Pferd, gegart	313	1309	53	320	11	21	198
Reh	106	444	65	340	5	32	240
Wildgulasch, Konserve	167	698	996	355	21	35	273
Fleisch- und Wurstwaren							
Bierschinken	251	1049	1187	359	18	28	296
Blutwurst, Hausmacher	448	1875	848	74	16	8	43
Bratwurst (Schwein), grob	254	1065	1054	521	17	39	272
Corned beef	152	638	833	131	33	15	128
Frühstücksfleisch, Konserve	200	838	1103	286	14	21	228
Gänseleberpastete	270	1131	1818	255	34	28	323
Geflügelmortadella	265	1109	1577	328	26	30	458
Gelbwurst (Hirnwurst)	320	1338	1306	266	16	21	407
Kalbskäse	319	1334	1369	268	17	21	426
Kasseler	253	1060	4390	395	37	40	214
Lammfleisch-Salami	462	1933	2332	475	34	41	275
Leberkäse	315	1320	1882	266	24	23	168
Mettwurst, grob	345	1444	1725	642	22	49	324
Preßkopf	301	1260	936	246	13	18	158
Rauchfleisch	200	836	4533	418	38	37	232
Rinder-Bierschinken	245	1026	1504	478	22	33	257
Rindswurst, Frankfurter	328	1373	1082	304	16	21	432
Salami, ungarische Art	447	1872	2410	488	28	41	280
Schinken, Schwein, gekocht	215	901	960	270	12	24	136
Weißwurst, Münchner	305	1278	1393	323	22	22	460
Wiener Würstchen	297	1244	1186	243	15	18	372

56

[1] = Erläuterung → *Was Sie über Mineralstoffe wissen sollten*, Seite 4
– = keine Daten   + = nur in Spuren enthalten

Schwefel mg	Chlor mg	Eisen µg	Zink µg	Kupfer µg	Mangan µg	Fluor µg	Jod µg	LEBENSMITTEL 100g
–	3000 –5000	12000 –18000	15000	2000 –4000	2000 –5000	1000	200	Durchschnittlicher Tagesbedarf[1)
190	50	**2800**	1200	**470**	35	30	1	gegart, fett
250	60	**5000**	2500	**500**	30	70	1	Hirsch, gegart
214	10	**4270**	4270	214	21	50	1	Pferd, gegart
217	43	**3250**	540	195	38	97	5	Reh
272	1290	5649	3861	528	68	103	6	Wildgulasch, Konserve
								Fleisch- und Wurstwaren
193	1749	1609	2416	149	91	65	4	Bierschinken
79	1294	12309	1257	109	79	49	3	Blutwurst, Hausmacher
270	1598	2189	3372	143	132	93	13	Bratwurst (Schwein), grob
200	1400	2500	4000	240	31	130	3	Corned beef
152	1641	1194	1902	116	58	53	4	Frühstücksfleisch, Konserve
330	2727	16045	4963	4323	372	142	8	Gänseleberpastete
232	2073	1907	1838	252	60	76	4	Geflügelmortadella
160	1841	1216	1752	119	78	79	5	Gelbwurst (Hirnwurst)
161	1916	1401	1729	138	78	76	5	Kalbskäse
211	5609	1721	2611	76	95	156	6	Kasseler
302	3511	2724	5124	392	98	115	7	Lammfleisch-Salami
160	2884	2645	2125	293	100	70	6	Leberkäse
319	2618	2591	3981	108	159	101	6	Mettwurst, grob
130	1403	1241	1650	168	46	52	4	Preßkopf
229	5791	3162	4988	93	39	244	6	Rauchfleisch
246	2292	2962	4940	195	82	146	5	Rinder-Bierschinken
153	1492	2205	3276	151	43	107	4	Rindswurst, Frankfurter
298	3671	2157	3343	221	105	94	7	Salami, ungarische Art
160	1700	2400	2300	30	60	40	3	Schinken, Schwein, gekocht
184	1948	2082	3161	158	85	115	6	Weißwurst, Münchner
149	1660	1351	2055	126	52	75	5	Wiener Würstchen

[1) = Erläuterung → Was Sie über Mineralstoffe wissen sollten, Seite 4
– = keine Daten   + = nur in Spuren enthalten

LEBENS-MITTEL 100g	Energie kcal	Energie kJ	Natrium mg	Kalium mg	Kalzium mg	Magnesium mg	Phosphor mg
Durchschnittlicher Tagesbedarf[1]			2000 –3000	3000 –4000	800	♂ 350 ♀ 300	800
Sonstige Produkte auf Fleischbasis							
Bratensoße, Trockenpulver	148	620	25000	500	230	50	700
Brühe, gekörnte	148	620	25000	500	150	50	700
Gelatine	336	1406	50	20	11	11	–
Gulaschsuppe, Konserve	438	276	438	276	22	16	101
KLEINE FERTIGGERICHTE							
Frühlingsrolle	274	1147	1142	259	19	29	141
Hamburger	263	1100	372	314	32	33	155
Leberknödel, Konserve	185	773	887	223	29	22	200
Nasi-Goreng	237	991	300	126	13	23	109
Ragout fin, Konserve	181	756	802	256	19	21	190
Toast Hawaii	319	1335	547	152	190	24	191
Vollkornpizza	104	435	59	234	67	31	102
GETREIDE, GETREIDEPRODUKTE							
Getreide							
Buchweizen, geschält	360	1508	2	324	21	**85**	254
Gerste	352	1474	18	440	38	**114**	342
Grünkern (Dinkel)	343	1435	3	447	22	**130**	411
Hafer	384	1607	8	355	79	**129**	342
Hirse	359	1504	3	430	20	**170**	310
Mais	351	1471	6	330	15	**120**	256
Reis, natur	355	1488	10	150	23	**157**	325
poliert	366	1534	6	103	6	64	120
Roggen	314	1313	40	510	64	**120**	373
Weizen	326	1363	8	502	44	**147**	406

[1] = Erläuterung → *Was Sie über Mineralstoffe wissen sollten*, Seite 4
– = keine Daten   + = nur in Spuren enthalten

Schwefel mg	Chlor mg	Eisen µg	Zink µg	Kupfer µg	Mangan µg	Fluor µg	Jod µg	LEBENS-MITTEL 100g
–	3000 –5000	12000 –18000	15000	2000 –4000	2000 –5000	1000	200	Durchschnittlicher Tagesbedarf[1]
								Sonstige Produkte auf Fleischbasis
200	37000	2000	200	710	100	30	3	Bratensoße, Trockenpulver
200	37000	2000	150	710	100	30	3	Brühe, gekörnte
100	100	100	200	100	40	30	5	Gelatine
89	662	1603	2023	122	112	79	3	Gulaschsuppe, Konserve
								KLEINE FERTIGGERICHTE
116	1589	1799	1982	190	336	77	7	Frühlingsrolle
113	590	1686	1545	232	600	58	3	Hamburger
148	1293	4935	2556	1925	302	84	6	Leberknödel, Konserve
83	439	858	738	105	766	49	3	Nasi-Goreng
176	1100	1748	1974	194	44	73	3	Ragout fin, Konserve
118	899	1279	1966	129	299	78	9	Toast Hawaii
40	123	798	865	146	219	38	4	Vollkornpizza
								GETREIDE, GETREIDEPRODUKTE
								Getreide
80	12	**3200**	2500	**900**	**2000**	170	1	Buchweizen, geschält
120	23	2800	**3100**	300	**1650**	120	7	Gerste
140	20	**4200**	**3500**	260	**3000**	60	1	Grünkern (Dinkel)
200	119	**5800**	**4500**	470	**3700**	95	6	Hafer
140	15	**9000**	1800	**850**	**1900**	50	3	Hirse
80	12	2100	2500	160	480	62	3	Mais
120	45	2600	1600	240	**1100**	50	2	Reis, natur
70	30	600	500	130	**2000**	45	2	poliert
130	20	**4600**	1300	500	**2400**	150	7	Roggen
140	55	**3300**	4100	630	3400	90	1	Weizen

[1] = Erläuterung → *Was Sie über Mineralstoffe wissen sollten*, Seite 4
– = keine Daten + = nur in Spuren enthalten

LEBENS-MITTEL 100g	Energie kcal	Energie kJ	Natrium mg	Kalium mg	Kalzium mg	Magnesium mg	Phosphor mg
Durchschnittlicher Tagesbedarf[1]			2000–3000	3000–4000	800	♂ 350 ♀ 300	800
Mehl							
Buchweizen, Vollmehl	360	1506	1	680	33	50	250
Gerste	334	1397	1	430	39	**150**	400
Hafer	389	1627	6	268	55	**131**	405
Hirse	364	1525	2	300	22	**150**	290
Mais	355	1487	2	120	18	**80**	200
Reis	359	1501	4	100	7	23	90
Roggen, Type 815	317	1327	1	170	22	26	135
Type 1150	328	1374	1	297	20	**67**	234
Type 1800	303	1270	2	439	23	**83**	362
Weizen, Type 405	364	1523	2	108	15	20	90
Type 1050	355	1487	2	203	14	53	232
Type 1700	352	1474	2	290	41	**140**	372
Flocken							
Gerste	346	1450	4	160	16	**67**	190
Hafer, Vollkorn	384	1607	5	340	65	**140**	391
Hirse	373	1561	1	300	22	**170**	260
Roggen	316	1325	2	500	64	**120**	370
Weizen	354	1481	2	380	36	**150**	340
Getreide, gegart							
Buchweizen	121	506	0	73	3	17	50
Gerste	176	737	2	90	8	10	100
Grünkern (Dinkel)	114	478	1	150	8	**43**	137
Hafer	192	804	3	170	25	**70**	190
Hirse	120	501	1	117	8	**57**	103
Reis, natur	108	451	3	45	8	**36**	91
poliert	122	511	2	33	2	13	40

[1] = Erläuterung → *Was Sie über Mineralstoffe wissen sollten*, Seite 4
– = keine Daten   + = nur in Spuren enthalten

Schwefel mg	Chlor mg	Eisen µg	Zink µg	Kupfer µg	Mangan µg	Fluor µg	Jod µg	LEBENS-MITTEL 100g
–	3000–5000	12000–18000	15000	2000–4000	2000–5000	1000	200	Durchschnittlicher Tagesbedarf[1]
								Mehl
140	12	2000	2500	100	**2100**	50	3	Buchweizen, Vollmehl
120	25	**3000**	**3000**	300	**1650**	120	7	Gerste
160	70	**4200**	3000	230	**3700**	95	4	Hafer
130	10	**6000**	1000	**700**	1500	30	2	Hirse
60	14	2000	2500	180	280	60	3	Mais
50	0	400	400	200	600	30	1	Reis
140	32	2100	770	200	**2500**	150	3	Roggen, Type 815
140	35	2420	1000	**800**	**3000**	150	7	Type 1150
140	73	**3200**	1600	200	**3500**	150	3	Type 1800
100	50	1950	1100	290	**740**	50	1	Weizen, Type 405
50	40	2810	2400	400	**1000**	50	1	Type 1050
60	50	**3300**	1300	400	**1500**	80	1	Type 1700
								Flocken
120	20	2000	1310	120	**1650**	100	7	Gerste
200	61	**4600**	**4400**	530	**4900**	37	4	Hafer, Vollkorn
140	15	**6400**	2000	**900**	1800	50	3	Hirse
130	20	**3700**	1600	500	**2300**	150	7	Roggen
140	55	**3200**	4000	630	**3000**	90	1	Weizen
								Getreide, gegart
20	3	667	667	**233**	**433**	27	+	Buchweizen
60	55	**1000**	**1000**	65	**650**	50	4	Gerste
47	7	**1400**	1167	87	**1000**	30	+	Grünkern (Dinkel)
100	30	**2300**	**2200**	265	**2450**	19	2	Hafer
33	5	**2333**	667	**300**	**600**	17	1	Hirse
36	14	606	485	91	**515**	15	1	Reis, natur
23	10	200	167	47	**667**	15	1	poliert

[1] = Erläuterung → *Was Sie über Mineralstoffe wissen sollten*, Seite 4
– = keine Daten   + = nur in Spuren enthalten

LEBENS-MITTEL 100g	Energie kcal	Energie kJ	Natrium mg	Kalium mg	Kalzium mg	Magnesium mg	Phosphor mg
Durchschnittlicher Tagesbedarf[1]			2000–3000	3000–4000	800	♂ 350 ♀ 300	800
Roggen	157	657	5	75	30	**45**	100
Weizen	163	682	3	225	20	**75**	200
Sonstige Getreideprodukte							
Corn-flakes	369	1545	1000	130	10	15	60
Gerstengraupen	352	1474	5	190	14	20	189
Paniermehl	379	1586	600	150	30	30	120
Popcorn	408	1708	3	240	11	10	281
Puffreis	395	1653	3	110	6	25	100
Reis-Crispies	404	1691	1100	110	7	50	80
Reiskleie	395	1653	0	1100	70	20	1200
Roggenkeimflocken	386	1617	10	900	90	**200**	1000
Weizenkeimflocken	366	1533	4	900	70	**250**	1100
Weizenkleie	172	722	2	1400	43	**590**	1240
Stärkemehl							
Maisstärke	364	1524	3	7	2	2	30
Reisstärke	361	1511	61	8	20	20	10
Weizenstärke	362	1516	2	16	0	4	20
Brot							
Baguette	265	1110	418	88	18	19	105
Grahambrot	205	859	513	217	27	**67**	225
Knäckebrot, Mehrkorn	376	1573	596	267	35	**90**	285
aus Roggen	319	1335	965	456	41	**100**	433
aus Weizen	380	1592	600	126	25	28	150
mit Sesam	340	1423	907	457	113	**119**	448
Maisbrot	278	1164	370	114	18	30	125
Mischbrot	302	1265	479	200	22	**48**	203
Pumpernickel	190	794	512	268	25	**58**	240

[1] = Erläuterung → *Was Sie über Mineralstoffe wissen sollten*, Seite 4
– = keine Daten   + = nur in Spuren enthalten

Schwefel mg	Chlor mg	Eisen µg	Zink µg	Kupfer µg	Mangan µg	Fluor µg	Jod µg	LEBENS-MITTEL 100g
–	3000–5000	12000–18000	15000	2000–4000	2000–5000	1000	200	Durchschnittlicher Tagesbedarf[1]
50	20	**1450**	**1000**	170	**1950**	23	1	Roggen
70	28	**1750**	**2000**	**315**	**1500**	45	+	Weizen
								Sonstige Getreideprodukte
90	1700	2000	300	170	50	30	1	Corn-flakes
120	110	2000	2000	130	1300	100	7	Gerstengraupen
110	1140	2600	900	200	1200	60	+	Paniermehl
50	500	2700	300	170	50	30	1	Popcorn
50	90	1060	1030	170	1500	30	2	Puffreis
90	1700	800	1500	120	990	30	1	Reis-Crispies
50	10	**17700**	500	100	500	5	2	Reiskleie
130	50	**9000**	20800	8000	5000	300	7	Roggenkeimflocken
140	70	**9000**	12000	1000	10000	90	1	Weizenkeimflocken
64	150	3580	**13300**	**1550**	**3700**	70	2	Weizenkleie
								Stärkemehl
1	6	500	600	50	100	50	3	Maisstärke
5	0	20	100	50	50	8	0	Reisstärke
1	5	10	100	50	100	10	0	Weizenstärke
								Brot
76	701	1235	944	251	**582**	65	3	Baguette
83	836	**2137**	1487	245	**1620**	91	3	Grahambrot
104	974	**2925**	2030	340	**1649**	105	6	Knäckebrot, Mehrkorn
150	1599	2986	2536	461	**2439**	211	8	aus Roggen
109	1006	1772	1354	360	835	94	4	aus Weizen
156	1509	**3864**	2944	742	**2457**	199	9	mit Sesam
77	623	1394	1086	244	**565**	65	3	Maisbrot
72	781	**2060**	1246	**417**	**1499**	96	4	Mischbrot
91	847	**1898**	1307	212	**1782**	118	4	Pumpernickel

[1] = Erläuterung → *Was Sie über Mineralstoffe wissen sollten*, Seite 4
– = keine Daten   + = nur in Spuren enthalten

LEBENS-MITTEL 100g	Energie kcal	Energie kJ	Natrium mg	Kalium mg	Kalzium mg	Magnesium mg	Phosphor mg
Durchschnittlicher Tagesbedarf[1]			2000 –3000	3000 –4000	800	♂ 350 ♀ 300	80C
Roggenbrötchen	252	1057	418	159	20	**34**	163
Roggengraubrot	216	905	506	189	22	**37**	167
Roggenvollkornbrot	203	849	614	290	26	**64**	275
Roggenvollkornbrötchen	221	927	566	270	30	**84**	283
Weißbrot	247	1035	540	132	58	24	89
Weizenbrötchen mit Milch	286	1199	430	140	57	22	114
Weizengraubrot	262	1096	420	107	18	19	109
Weizentoastbrot mit Schrot	267	1117	551	160	37	29	141
Weizenvollkornbrot	225	944	380	270	63	**92**	265
Weizenvollkornbrötchen	229	958	580	254	32	**93**	288
Vollkornmehrkornbrot	230	961	523	290	27	**70**	270
Fein- und Dauerbackwaren							
Apfelstrudel	157	656	29	125	14	11	33
Butterkeks	421	1764	387	139	47	23	109
Diabetikergebäck	470	1969	266	300	162	54	235
Früchtebrot aus Rührmasse	332	1388	65	371	106	37	140
Hefezopf, fettarm	316	1325	31	187	39	18	102
Käsegebäck, Blätterteig	435	1821	107	69	127	10	150
Kräcker	404	1690	530	167	26	29	162
Obsttorte, Biskuitboden	222	930	130	172	125	12	139
Rührkuchen mit Rosinen	313	1312	28	149	40	14	83
Schwarzwälder Kirschtorte	263	1103	35	94	48	11	69
Spritzgebäckmürbteig	515	2158	3	99	25	22	71
Vollkornkeks	433	1812	292	281	76	77	294
Vollkorn-Müslikeks	424	1775	206	320	114	**119**	350
Zwieback, Butter-	423	1769	413	171	60	25	143
Zwiebelkuchen	207	867	657	124	35	14	71

[1] = Erläuterung → *Was Sie über Mineralstoffe wissen sollten*, Seite 4
 – = keine Daten   + = nur in Spuren enthalten

Schwefel mg	Chlor mg	Eisen µg	Zink µg	Kupfer µg	Mangan µg	Fluor µg	Jod µg	LEBENS-MITTEL 100g
–	3000–5000	12000–18000	15000	2000–4000	2000–5000	1000	200	Durchschnittlicher Tagesbedarf[1]
85	706	1492	1201	276	**903**	87	4	Roggenbrötchen
102	817	**1832**	839	163	**2073**	**123**	3	Roggengraubrot
96	1017	**1898**	**1613**	293	**1551**	**134**	5	Roggenvollkornbrot
92	928	**2407**	**2097**	371	**1166**	**107**	4	Roggenvollkornbrötchen
82	450	950	500	220	**600**	80	6	Weißbrot
85	709	1213	1051	246	**564**	56	3	Weizenbrötchen mit Milch
76	703	952	945	244	**1511**	65	3	Weizengraubrot
82	842	1203	1150	284	**1471**	68	4	Weizentoastbrot mit Schrot
86	998	**2000**	**2100**	**420**	**2300**	95	4	Weizenvollkornbrot
89	944	**2666**	**2257**	**404**	**1095**	95	3	Weizenvollkornbrötchen
100	870	**2180**	**1756**	325	**1502**	**125**	5	Vollkornmehrkornbrot
								Fein- und Dauerbackwaren
29	49	604	272	112	188	17	2	Apfelstrudel
52	321	1770	1559	199	506	61	6	Butterkeks
59	284	1763	1532	264	672	38	45	Diabetikergebäck
65	46	1603	731	229	922	45	3	Früchtebrot aus Rührmasse
77	63	1314	852	204	350	43	3	Hefezopf, fettarm
73	63	671	616	114	247	65	5	Käsegebäck, Blätterteig
113	893	1475	1427	384	2204	91	4	Kräcker
41	37	863	421	114	180	31	2	Obsttorte, Biskuitboden
64	59	995	691	144	285	44	3	Rührkuchen mit Rosinen
33	49	538	371	91	107	31	3	Schwarzwälder Kirschtorte
53	32	994	701	205	416	66	2	Spritzgebäckmürbteig
107	405	3202	1859	297	**1513**	97	15	Vollkornkeks
75	232	2985	2848	451	**1517**	56	7	Vollkorn-Müslikeks
106	683	1634	1331	339	588	74	4	Zwieback, Butter-
62	1036	812	866	146	283	53	9	Zwiebelkuchen

[1] = Erläuterung → *Was Sie über Mineralstoffe wissen sollten*, Seite 4
– = keine Daten   + = nur in Spuren enthalten

LEBENS-MITTEL 100g	Energie kcal	Energie kJ	Natrium mg	Kalium mg	Kalzium mg	Magnesium mg	Phosphor mg
Durchschnittlicher Tagesbedarf[1]			2000 –3000	3000 –4000	800	♂ 350 ♀ 300	800
Backwaren, Fertigmischungen							
Kuchen allgemein	482	2020	577	77	45	10	90
Nuß-Nougat-Törtchen	282	1182	178	145	41	14	71
Waffeltörtchen	407	1706	159	132	63	22	97
Backteig, tiefgefroren							
Blätterteig	455	1904	350	67	68	11	52
Teigwaren (Nudeln)							
Eierteigwaren allgemein	366	1534	17	164	27	**67**	191
Teigwaren ohne Ei	354	1484	390	109	21	31	99
Vollkornteigwaren mit Ei	342	1432	391	351	42	**131**	367
Vollkornteigwaren ohne Ei	335	1401	393	351	41	**131**	363
KERNE, NÜSSE, SAMEN							
Cashewnüsse	592	2478	15	552	31	**267**	373
Eßkastanien (Maronen)	195	818	2	707	33	45	87
Erdnüsse, frisch	597	2500	5	706	59	**163**	372
geröstet	613	2563	6	777	65	**182**	409
Haselnüsse	678	2837	2	636	226	**156**	333
Hickorynüsse	724	3033	1	436	61	**173**	336
Kokosnuß	369	1544	35	379	20	39	94
Kürbiskerne	612	2562	80	500	51	**534**	1144
Leinsamen	502	2102	80	500	260	**350**	660
Mandeln, süß	622	2601	6	835	252	**170**	454
Mohnsamen	558	2335	21	700	**1448**	**331**	848
Paranüsse	693	2898	2	644	132	**160**	674
Pekannüsse	750	3140	2	500	55	**140**	290

[1] = Erläuterung → *Was Sie über Mineralstoffe wissen sollten*, Seite 4
– = keine Daten   + = nur in Spuren enthalten

Schwefel mg	Chlor mg	Eisen µg	Zink µg	Kupfer µg	Mangan µg	Fluor µg	Jod µg	LEBENS-MITTEL 100g
–	3000 –5000	12000 –18000	15000	2000 –4000	2000 –5000	1000	200	Durchschnittlicher Tagesbedarf[1]
								Backwaren, Fertigmischungen
27	77	505	107	56	21	22	1	Kuchen allgemein
33	68	657	300	117	215	23	2	Nuß-Nougat-Törtchen
44	73	683	456	149	131	28	4	Waffeltörtchen
								Backteig, tiefgefroren
80	560	1100	300	90	–	–	0	Blätterteig
								Teigwaren (Nudeln)
90	31	1600	1600	150	**730**	80	1	Eierteigwaren allgemein
129	673	1004	**3282**	152	**999**	103	1	Teigwaren ohne Ei
129	646	**3579**	**3477**	507	**999**	104	2	Vollkornteigwaren mit Ei
128	648	**3531**	**3461**	507	**1004**	104	2	Vollkornteigwaren ohne Ei
								KERNE, NÜSSE, SAMEN
200	18	2800	4800	**3700**	840	140	10	Cashewnüsse
29	13	1320	400	230	750	50	1	Eßkastanien (Maronen)
380	7	2110	3070	550	1130	130	13	Erdnüsse, frisch
400	8	2320	3380	610	**1240**	140	14	geröstet
180	10	3800	1870	**1280**	**5700**	17	2	Haselnüsse
150	30	2120	4300	740	**2000**	140	1	Hickorynüsse
45	122	2250	500	320	**1310**	10	1	Kokosnuß
160	80	**11200**	7440	**1384**	1000	90	12	Kürbiskerne
150	60	**8200**	1500	400	**1200**	80	10	Leinsamen
150	40	4130	2100	850	**1900**	90	2	Mandeln, süß
150	20	**9400**	10230	**2200**	2000	40	10	Mohnsamen
290	60	3400	4000	**1300**	600	100	1	Paranüsse
150	30	2200	**5470**	1182	**4000**	140	5	Pekannüsse

[1] = Erläuterung → *Was Sie über Mineralstoffe wissen sollten*, Seite 4
– = keine Daten   + = nur in Spuren enthalten

LEBENS-MITTEL 100g	Energie kcal	Energie kJ	Natrium mg	Kalium mg	Kalzium mg	Magnesium mg	Phosphor mg
Durchschnittlicher Tagesbedarf[1]			2000 –3000	3000 –4000	800	♂ 350 ♀ 300	800
Pinienkerne	639	2674	4	599	26	**234**	508
Pistazienkerne	625	2615	6	1050	135	**160**	500
Sesamsamen	591	2475	45	458	**783**	347	607
Sonnenblumenkerne, geschält	592	2480	2	725	98	**420**	618
Walnüsse, europäische	694	2905	2	544	87	**130**	409
Nuß-, Samenprodukte							
Erdnußmus	637	2669	270	630	45	**180**	315
Kokosmilch	25	104	47	282	27	30	33
Kokosraspeln	369	1544	30	400	18	45	95
Krokant	456	1910	3	120	85	46	89
Mandelnußmus	699	2928	6	758	**270**	**300**	450
Sonnenblumenkernmus	643	2693	3	72	122	**369**	736
Studentenfutter	485	2032	16	735	120	82	285
Tahini aus rohem Sesam	615	2575	74	414	**420**	100	752
HÜLSENFRÜCHTE, SOJA, SOJAPRODUKTE							
Hülsenfrüchte							
Dicke Bohnen	363	1518	110	**1468**	102	**155**	387
Erbsen, grün	349	1460	30	**950**	50	**116**	320
Kichererbsen	333	1394	27	580	110	**108**	428
Kidneybohnen	304	1272	40	**1160**	140	**180**	410
Limabohnen	294	1232	21	**1750**	91	**201**	348
Linsen	327	1371	4	**810**	74	**77**	412
Zuckererbsen	340	1424	20	**999**	310	**120**	265
Soja, Sojaprodukte							
Sojafleisch, Trockenprodukt	279	1167	1	2100	250	300	650
Sojabohnen, frisch	372	1559	4	**1740**	**250**	**240**	570

[1] = Erläuterung → *Was Sie über Mineralstoffe wissen sollten*, Seite 4
 − = keine Daten + = nur in Spuren enthalten

Schwefel mg	Chlor mg	Eisen µg	Zink µg	Kupfer µg	Mangan µg	Fluor µg	Jod µg	LEBENS-MITTEL 100g
–	3000 –5000	12000 –18000	15000	2000 –4000	2000 –5000	1000	200	Durchschnittlicher Tagesbedarf[1])
150	20	**9200**	4250	**1026**	300	50	2	Pinienkerne
250	40	**7300**	1340	**1100**	600	120	5	Pistazienkerne
230	150	**10000**	7750	**4082**	**3000**	60	10	Sesamsamen
120	50	**6300**	**5200**	**2800**	**2400**	80	14	Sonnenblumenkerne, geschält
120	23	2500	2700	880	**1970**	**680**	3	Walnüsse, europäische
								Nuß-, Samenprodukte
180	450	1808	2702	452	**1351**	36	5	Erdnußmus
24	183	100	100	400	400	0	+	Kokosmilch
45	120	2100	500	320	**1300**	0	1	Kokosraspeln
53	12	1563	851	411	561	14	2	Krokant
140	4	3700	2400	800	**1900**	85	1	Mandelnußmus
100	30	4750	**5290**	**1830**	**2110**	45	12	Sonnenblumenkernmus
146	7	2800	2000	500	1000	100	5	Studentenfutter
200	100	2510	4640	**1620**	**1200**	30	5	Tahini aus rohem Sesam
								HÜLSENFRÜCHTE, SOJA, SOJAPRODUKTE
								Hülsenfrüchte
122	82	**8157**	1142	408	**1427**	49	12	Dicke Bohnen
130	60	**5000**	**3800**	**700**	**1300**	40	14	Erbsen, grün
180	80	**7200**	**3000**	**1000**	**1800**	35	20	Kichererbsen
170	2	**6700**	2800	**610**	**2000**	12	1	Kidneybohnen
150	5	**6000**	**3100**	**780**	**1950**	12	1	Limabohnen
120	84	**6900**	**5000**	**660**	**1700**	26	1	Linsen
250	150	**5493**	2497	**999**	**1997**	135	20	Zuckererbsen
								Soja, Sojaprodukte
250	130	11000	5700	1600	3000	120	1	Sojafleisch, Trockenprodukt
150	7	**8500**	1000	110	**2800**	60	6	Sojabohnen, frisch

[1]) = Erläuterung → *Was Sie über Mineralstoffe wissen sollten*, Seite 4
– = keine Daten   + = nur in Spuren enthalten

LEBENSMITTEL 100g	Energie kcal	Energie kJ	Natrium mg	Kalium mg	Kalzium mg	Magnesium mg	Phosphor mg
Durchschnittlicher Tagesbedarf[1]			2000–3000	3000–4000	800	♂ 350 ♀ 300	800
geröstet	388	1624	4	**1470**	**190**	**170**	500
getrocknet	372	1559	4	**1740**	**257**	**247**	591
Konserve	99	416	245	165	90	18	153
Sojakäse (Tofu)	72	300	12	212	128	63	97
Sojakeimlinge (Sojasprossen)	53	220	17	249	42	25	58
Sojamehl, halbfett	280	1172	1	**2100**	**250**	**290**	650
Sojamilch	34	144	660	170	20	24	49
Soja-Miso	102	427	2950	334	68	120	309
Sojapaste	82	342	387	602	85	**89**	228
Sojasoße	114	478	1183	491	83	75	194
Sojasprossen (Sojakeimlinge)	53	220	17	249	42	25	58
Sojateigwaren	348	1457	2	453	42	**83**	295
Sojawürstchen, Konserve	387	1622	538	203	43	20	73
Tofu (Sojakäse)	72	300	12	212	128	63	97
HEFE, HEFE-ERZEUGNISSE							
Bäckerhefe, gepreßt	55	231	20	630	25	60	500
getrocknet	284	1187	50	2000	80	230	1290
Bierhefe, getrocknet	338	1415	77	1410	50	230	1800
Hefeflocken	355	1486	90	1600	200	230	1500
Hefeaufstriche mit Kräutern	203	850	314	187	24	22	154
Hefebrühe-Extrakt	309	1293	2006	367	161	18	446
SONSTIGE VEGETARISCHE PRODUKTE							
Getreidepasten	237	994	217	234	38	34	145
Vegetarische Pasten	243	1017	222	340	96	36	246
Vegetarische Ravioli	360	1509	2	453	42	83	295

[1] = Erläuterung → *Was Sie über Mineralstoffe wissen sollten*, Seite 4
– = keine Daten   + = nur in Spuren enthalten

Schwefel mg	Chlor mg	Eisen µg	Zink µg	Kupfer µg	Mangan µg	Fluor µg	Jod µg	LEBENSMITTEL 100g
–	3000–5000	12000–18000	15000	2000–4000	2000–5000	1000	200	Durchschnittlicher Tagesbedarf[1]
190	12	**9000**	**3620**	**1064**	**2400**	50	6	geröstet
91	7	**8590**	1000	110	**2800**	36	6	getrocknet
21	405	2068	201	73	245	27	4	Konserve
26	20	1867	216	17	443	10	1	Sojakäse (Tofu)
25	8	830	971	357	581	33	2	Sojakeimlinge (Sojasprossen)
210	110	**11000**	**5000**	**1600**	**4200**	120	1	Sojamehl, halbfett
15	92	800	490	10	400	6	1	Sojamilch
70	4300	1700	500	50	1400	30	3	Soja-Miso
73	670	**3409**	1668	471	**916**	68	7	Sojapaste
62	1872	2759	1287	292	928	80	4	Sojasoße
25	8	830	971	357	581	33	2	Sojasprossen (Sojakeimlinge)
73	50	**4039**	2775	538	**1450**	61	1	Sojateigwaren
138	786	1410	414	134	353	56	7	Sojawürstchen, Konserve
26	20	1867	216	17	443	10	1	Tofu (Sojakäse)
								HEFE, HEFE-ERZEUGNISSE
80	100	5000	2600	1600	150	55	1	Bäckerhefe, gepreßt
300	350	**20000**	8000	**5000**	530	200	4	getrocknet
350	400	**17500**	8000	**3320**	530	200	4	Bierhefe, getrocknet
320	320	**16000**	7400	**3200**	1200	180	3	Hefeflocken
23	527	1684	715	388	183	44	3	Hefeaufstriche mit Kräutern
9	3173	12854	367	120	203	40	101	Hefebrühe-Extrakt
								SONSTIGE VEGETARISCHE PRODUKTE
59	383	1630	1268	212	837	64	16	Getreidepasten
55	404	2035	1186	433	289	53	16	Vegetarische Pasten
73	50	4039	2775	538	**1450**	61	1	Vegetarische Ravioli

[1] = Erläuterung → *Was Sie über Mineralstoffe wissen sollten*, Seite 4
– = keine Daten   + = nur in Spuren enthalten

LEBENS-MITTEL 100g	Energie kcal	Energie kJ	Natrium mg	Kalium mg	Kalzium mg	Magnesium mg	Phosphor mg
Durchschnittlicher Tagesbedarf[1]			2000–3000	3000–4000	800	♂ 350 ♀ 300	800
Vegetarisches Schmalz	723	3026	271	194	38	12	51

GEMÜSE, GEMÜSE-PRODUKTE, PILZE

Kartoffeln, Kartoffelprodukte

	Energie kcal	Energie kJ	Natrium mg	Kalium mg	Kalzium mg	Magnesium mg	Phosphor mg
Kartoffeln, frisch	83	349	3	**443**	9	**25**	50
gegart	79	329	3	**440**	10	**25**	45
geröstet (Bratkartoffeln)	196	821	186	**590**	27	**34**	83
Konserve	55	229	236	289	11	18	51
Kartoffelbrei, Pulver	343	1434	160	990	40	100	300
Kartoffelstärke	353	1476	5	15	35	5	10
Chips	549	2299	450	1000	52	64	147
Pommes frites	267	1119	69	596	21	36	68
Sticks	555	2325	720	1200	50	70	170

Kartoffel-Fertiggerichte

	Energie kcal	Energie kJ	Natrium mg	Kalium mg	Kalzium mg	Magnesium mg	Phosphor mg
Gaisburger Marsch, Konserve	182	762	108	420	20	27	131
Labskaus, Konserve	157	658	1238	392	20	26	121

Gemüse, frisch

	Energie kcal	Energie kJ	Natrium mg	Kalium mg	Kalzium mg	Magnesium mg	Phosphor mg
Artischocke	51	215	47	**353**	**53**	26	130
Aubergine	22	91	4	**250**	12	11	20
Bambussprossen	30	124	6	**500**	14	3	55
Batate (Süßkartoffel)	106	445	4	**413**	35	**25**	45
Blattspinat	18	74	60	**640**	**125**	**60**	55
Bleichsellerie (Staudensellerie)	15	62	130	**340**	**70**	11	40
Blumenkohl	21	89	16	**328**	22	**17**	54
Bohnen, grün	30	124	2	**248**	57	**25**	38
Brennessel	48	202	80	**400**	**200**	**40**	120

[1] = Erläuterung → *Was Sie über Mineralstoffe wissen sollten*, Seite 4
− = keine Daten   + = nur in Spuren enthalten

72

Schwefel mg	Chlor mg	Eisen µg	Zink µg	Kupfer µg	Mangan µg	Fluor µg	Jod µg	LEBENS-MITTEL 100g
–	3000–5000	12000–18000	15000	2000–4000	2000–5000	1000	200	Durchschnittlicher Tagesbedarf[1]
55	410	769	981	115	222	47	3	Vegetarisches Schmalz
								GEMÜSE, GEMÜSE-PRODUKTE, PILZE
								Kartoffeln, Kartoffelprodukte
35	45	700	270	**150**	150	10	4	Kartoffeln, frisch
35	50	700	300	**150**	170	10	4	gegart
70	334	**2109**	649	**305**	**388**	31	8	geröstet (Bratkartoffeln)
24	411	487	214	106	126	25	4	Konserve
140	800	2400	1100	370	300	40	8	Kartoffelbrei, Pulver
1	5	1800	160	130	100	50	1	Kartoffelstärke
100	700	2300	1600	730	460	30	10	Chips
52	163	1910	436	306	388	21	7	Pommes frites
100	1080	2300	1200	550	500	30	10	Sticks
								Kartoffel-Fertiggerichte
130	184	2195	2832	222	320	85	5	Gaisburger Marsch, Konserve
119	1601	1724	2329	117	116	97	4	Labskaus, Konserve
								Gemüse, frisch
20	40	**1500**	60	**320**	**380**	**50**	4	Artischocke
9	55	420	280	90	**190**	20	1	Aubergine
21	17	600	200	**250**	**350**	45	4	Bambussprossen
16	31	**850**	280	**160**	**355**	17	2	Batate (Süßkartoffel)
30	60	**3500**	400	120	**800**	**110**	**12**	Blattspinat
15	180	500	100	110	**350**	**70**	1	Bleichsellerie (Staudensellerie)
90	29	650	230	140	170	12	+	Blumenkohl
30	19	**830**	180	140	**380**	12	3	Bohnen, grün
40	150	**2200**	130	270	**400**	80	3	Brennessel

[1] = Erläuterung → *Was Sie über Mineralstoffe wissen sollten*, Seite 4
– = keine Daten   + = nur in Spuren enthalten

LEBENS-MITTEL 100g	Energie kcal	Energie kJ	Natrium mg	Kalium mg	Kalzium mg	Magnesium mg	Phosphor mg
Durchschnittlicher Tagesbedarf[1]			2000–3000	3000–4000	800	♂ 350 ♀ 300	800
Brokkoli	26	109	15	450	105	24	80
Brunnenkresse	16	65	12	276	180	34	64
Chicorée	13	55	4	192	26	13	26
Chinakohl	11	46	7	202	40	11	30
Endivie	12	51	53	346	54	10	54
Erbsen, grün	87	364	2	304	24	30	100
Feldsalat	15	64	4	421	35	13	49
Fenchel	27	113	86	494	109	49	51
Gartenkresse	28	116	5	550	214	38	60
Gemüsezwiebeln	32	133	10	170	31	10	40
Grünkohl (Braunkohl)	30	125	50	490	212	31	87
Gurke	13	54	8	141	15	8	23
Knoblauch	125	524	19	500	38	35	134
Knollensellerie	23	97	80	350	70	12	90
Kohlrabi	26	109	30	380	68	32	50
Kohlrübe	24	102	10	230	47	11	30
Kopfsalat	13	56	10	224	37	11	33
Kürbis	20	82	1	383	22	8	44
Löwenzahn, Blätter	43	179	76	400	170	36	70
Mangold	24	101	90	376	103	72	39
Meerrettich	63	263	9	554	105	33	65
Möhren (Karotten)	28	117	60	290	41	15	35
Okra	20	84	5	250	80	60	70
Paprika	21	88	2	212	11	12	25
Pastinake	59	245	8	469	51	22	73
Petersilienblätter	27	115	33	1000	245	41	128
Wurzeln	31	129	17	560	60	18	60

[1] = Erläuterung → *Was Sie über Mineralstoffe wissen sollten*, Seite 4
− = keine Daten   + = nur in Spuren enthalten

Schwefel mg	Chlor mg	Eisen µg	Zink µg	Kupfer µg	Mangan µg	Fluor µg	Jod µg	LEBENS-MITTEL 100g
–	3000–5000	12000–18000	15000	2000–4000	2000–5000	1000	200	Durchschnittlicher Tagesbedarf[1]
140	78	**1300**	**940**	**200**	260	10	**15**	Brokkoli
140	109	**3140**	200	140	**500**	24	2	Brunnenkresse
13	25	740	190	140	300	70	1	Chicorée
60	30	600	340	20	280	15	10	Chinakohl
26	71	1400	340	100	220	62	6	Endivie
50	40	**1840**	**1000**	**240**	**500**	27	4	Erbsen, grün
57	70	**2000**	540	110	200	**100**	**35**	Feldsalat
50	30	**2700**	250	60	**320**	40	5	Fenchel
200	100	**2900**	150	130	**350**	24	2	Gartenkresse
50	30	500	**1000**	80	**230**	41	2	Gemüsezwiebeln
110	60	**1900**	330	90	**550**	20	**12**	Grünkohl (Braunkohl)
11	37	500	160	90	150	20	3	Gurke
50	30	1400	1000	260	460	50	3	Knoblauch
50	150	700	330	60	150	14	3	Knollensellerie
50	57	**900**	260	120	130	10	1	Kohlrabi
39	31	450	80	80	40	30	4	Kohlrübe
12	57	1100	220	54	**350**	32	3	Kopfsalat
10	18	**800**	200	80	**220**	20	1	Kürbis
17	100	**3100**	1200	170	**340**	70	3	Löwenzahn, Blätter
20	100	**2700**	350	80	**300**	**60**	1	Mangold
210	18	1400	1400	140	460	35	3	Meerrettich
20	61	**2100**	640	130	**210**	40	**10**	Möhren (Karotten)
30	40	**1000**	600	**190**	**950**	20	6	Okra
19	19	**750**	180	100	100	20	2	Paprika
20	40	620	**850**	100	**400**	10	4	Pastinake
190	156	6000	900	520	2700	110	2	Petersilienblätter
40	30	**1300**	180	**200**	150	**80**	1	Wurzeln

LEBENS-MITTEL 100g	Energie kcal	Energie kJ	Natrium mg	Kalium mg	Kalzium mg	Magnesium mg	Phosphor mg
Durchschnittlicher Tagesbedarf[1]			2000 –3000	3000 –4000	800	♂ 350 ♀ 300	800
Porree (Lauch)	26	110	5	250	87	18	45
Radicchio	13	56	10	240	40	11	27
Radieschen	17	71	17	255	34	8	26
Rettich	10	40	28	322	33	15	29
Rhabarber	15	61	2	270	52	13	24
Rosenkohl	38	159	7	400	32	22	80
Rote Rübe (Bete)	37	154	60	336	29	25	45
Rotkohl	23	98	4	270	40	18	30
Sauerampfer	17	70	4	360	50	40	70
Schalotte	77	320	12	334	37	10	60
Schnittlauch	26	110	3	434	129	44	75
Schwarzwurzel	64	270	5	320	53	23	76
Spargel	19	78	4	210	22	20	46
Spinat	18	74	60	633	126	58	55
Tomate	19	78	6	297	14	20	26
Topinambur	32	134	3	478	10	20	73
Weiße Rübe	20	84	58	238	49	7	31
Weißkohl	24	101	13	230	46	20	30
Wirsing	32	135	9	270	47	12	56
Zucchini	19	78	1	200	30	20	23
Zuckermais	104	437	1	300	6	46	120
Zwiebeln	32	133	9	175	31	11	42
Gemüse, gegart							
Aubergine	22	91	3	211	10	9	17
Blumenkohl	21	89	11	229	19	14	41
Bohnen, grün	30	124	2	220	42	22	34
Brokkoli	26	109	13	339	85	17	68

[1] = Erläuterung → *Was Sie über Mineralstoffe wissen sollten*, Seite 4
– = keine Daten   + = nur in Spuren enthalten

Schwefel mg	Chlor mg	Eisen μg	Zink μg	Kupfer μg	Mangan μg	Fluor μg	Jod μg	LEBENS-MITTEL 100g
–	3000–5000	12000–18000	15000	2000–4000	2000–5000	1000	200	Durchschnittlicher Tagesbedarf[1]
70	24	**1000**	310	55	**190**	10	3	Porree (Lauch)
12	55	**1500**	200	50	**350**	32	3	Radicchio
37	44	**1500**	160	**150**	80	**70**	8	Radieschen
25	19	**800**	200	130	50	30	8	Rettich
8	60	530	130	50	130	40	1	Rhabarber
50	40	**1100**	**870**	90	**260**	10	1	Rosenkohl
20	82	**800**	590	**190**	**1000**	20	2	Rote Rübe (Bete)
65	100	500	220	60	100	12	5	Rotkohl
20	70	**8000**	500	200	**350**	70	3	Sauerampfer
30	36	1200	1000	80	230	40	2	Schalotte
80	74	1900	500	110	300	50	15	Schnittlauch
40	31	**3300**	220	**300**	**410**	15	3	Schwarzwurzel
46	53	**1000**	500	**150**	**270**	48	7	Spargel
30	54	**4100**	500	120	**760**	**110**	**12**	Spinat
11	60	500	240	90	140	24	2	Tomate
22	60	**3700**	60	**150**	60	9	+	Topinambur
25	70	440	230	70	68	10	8	Weiße Rübe
60	37	500	210	60	100	12	5	Weißkohl
80	22	**900**	300	70	**200**	12	5	Wirsing
25	40	**800**	260	80	127	20	2	Zucchini
32	14	550	**1200**	60	**200**	20	3	Zuckermais
50	30	500	**1400**	80	**230**	42	2	Zwiebeln
								Gemüse, gegart
8	51	338	236	68	127	17	1	Aubergine
76	25	507	211	84	144	10	+	Blumenkohl
25	15	678	254	85	**339**	10	3	Bohnen, grün
119	59	**1103**	509	85	170	10	**13**	Brokkoli

[1] = Erläuterung → *Was Sie über Mineralstoffe wissen sollten*, Seite 4
– = keine Daten   + = nur in Spuren enthalten

LEBENS-MITTEL 100g	Energie kcal	Energie kJ	Natrium mg	Kalium mg	Kalzium mg	Magnesium mg	Phosphor mg
Durchschnittlicher Tagesbedarf[1]			2000–3000	3000–4000	800	♂ 350 ♀ 300	800
Grünkohl (Braunkohl)	30	125	43	**384**	**179**	**26**	68
Knollensellerie	23	97	59	**340**	**59**	10	68
Kohlrabi	26	109	25	**321**	**59**	**38**	42
Kürbis	17	71	1	**295**	25	7	25
Möhren (Karotten)	28	117	42	**189**	37	13	30
Paprikaschote	21	88	2	**177**	8	10	21
Porree (Lauch)	26	110	6	**237**	**68**	13	38
Rhabarber	15	61	2	**300**	**60**	13	20
Rosenkohl	38	159	6	**342**	27	**17**	60
Rote Rübe (Bete)	37	154	68	**256**	23	**17**	29
Rotkohl	23	98	8	**229**	34	15	25
Spargel	19	78	3	136	20	**17**	51
Weiße Rübe	20	84	49	**203**	**42**	6	25
Weißkohl	24	101	8	**211**	38	**17**	25
Wirsing	32	135	13	**229**	**59**	13	51
Zucchini	19	78	1	169	25	**17**	21
Zwiebeln	32	133	8	144	26	7	25
Gemüse, Konserven							
Artischockenböden	28	118	269	192	32	16	99
Bohnen, grün	19	80	402	174	39	20	28
Erbsen	58	243	402	227	19	23	70
Knollensellerie	15	64	446	252	50	10	52
Möhren (Karotten)	19	81	453	158	34	12	20
Okra	13	55	403	168	59	42	55
Rote Rübe (Bete)	24	101	453	190	23	15	23
Rotkohl	15	61	406	182	32	14	21
Spargel	11	48	405	132	22	15	39

[1] = Erläuterung → *Was Sie über Mineralstoffe wissen sollten*, Seite 4
– = keine Daten   + = nur in Spuren enthalten

Schwefel mg	Chlor mg	Eisen µg	Zink µg	Kupfer µg	Mangan µg	Fluor µg	Jod µg	LEBENS-MITTEL 100g
–	3000–5000	12000–18000	15000	2000–4000	2000–5000	1000	200	Durchschnittlicher Tagesbedarf[1]
94	85	**1705**	256	77	**469**	9	**10**	Grünkohl (Braunkohl)
42	85	680	263	110	136	12	2	Knollensellerie
42	51	**761**	194	118	110	8	1	Kohlrabi
8	25	591	169	68	118	17	1	Kürbis
17	55	570	340	68	170	25	9	Möhren (Karotten)
16	15	506	169	84	84	17	2	Paprikaschote
59	30	**848**	170	127	59	42	**21**	Porree (Lauch)
8	60	550	150	50	130	40	1	Rhabarber
128	34	**854**	683	77	**222**	9	1	Rosenkohl
17	51	597	426	128	**852**	17	2	Rote Rübe (Bete)
55	51	508	254	68	85	10	4	Rotkohl
39	42	**842**	337	**168**	**253**	40	4	Spargel
21	59	338	102	59	34	8	6	Weiße Rübe
51	25	423	338	51	85	10	4	Weißkohl
68	25	**763**	254	59	170	10	4	Wirsing
21	34	675	186	67	118	17	2	Zucchini
42	25	425	**849**	85	**297**	36	2	Zwiebeln
								Gemüse, Konserven
12	421	856	55	179	226	50	5	Artischockenböden
23	616	557	223	74	283	20	6	Bohnen, grün
37	632	1323	707	178	358	31	7	Erbsen
34	668	529	222	90	119	24	7	Knollensellerie
16	646	422	279	59	144	34	11	Möhren (Karotten)
23	631	692	189	134	96	26	8	Okra
16	643	468	342	103	648	28	6	Rote Rübe (Bete)
46	644	422	223	61	82	20	8	Rotkohl
32	636	649	276	133	205	45	8	Spargel

[1] = Erläuterung → *Was Sie über Mineralstoffe wissen sollten*, Seite 4
– = keine Daten   + = nur in Spuren enthalten

LEBENS-MITTEL 100g	Energie kcal	Energie kJ	Natrium mg	Kalium mg	Kalzium mg	Magnesium mg	Phosphor mg
Durchschnittlicher Tagesbedarf[1]			2000 –3000	3000 –4000	800	♂ 350 ♀ 300	800
Tomate	12	51	402	193	14	12	18
Tomatenmark	46	192	400	1000	40	27	50
Zuckererbsen	45	187	237	132	45	17	56
Zuckermais	69	287	401	208	8	34	84
Gemüse, tiefgefroren							
Bohnen, grün, gegart	58	243	–	**260**	**40**	**21**	40
Brokkoli	50	208	14	**432**	**182**	**28**	107
Kohlrabi, gegart	56	236	–	**380**	**56**	**36**	50
Möhren (Karotten), gegart	41	172	–	**250**	36	12	30
Porree (Lauch)	52	218	–	**280**	**64**	12	45
Rosenkohl, gegart	64	270	–	**400**	26	16	70
Rote Rübe (Bete), gegart	51	212	–	**300**	22	16	34
Rotkohl, gegart	51	212	–	**270**	32	14	30
Spargel, gegart	47	198	–	**210**	20	16	60
Spinat, gegart	30	125	–	**640**	**96**	**48**	55
Wirsing	61	255	–	**270**	**56**	12	60
Gemüse, getrocknet							
Bohnen, grün, gegart	306	1288	–	**1648**	**317**	**165**	254
Knoblauch	360	1506	55	1437	115	101	388
Möhren (Karotten), gegart	245	1026	–	**1530**	**275**	92	184
Paprika	274	1149	–	**1657**	79	95	197
Petersilienblätter	202	847	259	**7387**	**1847**	295	960
Zwiebeln	271	1135	85	**1447**	264	85	340
Gemüsesäfte							
Möhren (Karotten)	22	91	336	**580**	**98**	**37**	100
Rote Rübe (Bete)	36	151	309	**659**	61	**40**	106
Sauerkraut	15	63	1299	**744**	**143**	35	133

[1] = Erläuterung → *Was Sie über Mineralstoffe wissen sollten*, Seite 4
– = keine Daten   + = nur in Spuren enthalten

Schwefel mg	Chlor mg	Eisen µg	Zink µg	Kupfer µg	Mangan µg	Fluor µg	Jod µg	LEBENS-MITTEL 100g
–	3000–5000	12000–18000	15000	2000–4000	2000–5000	1000	200	Durchschnittlicher Tagesbedarf[1]
10	640	354	155	73	122	28	5	Tomate
60	400	2000	900	400	290	40	4	Tomatenmark
34	398	749	345	139	277	36	4	Zuckererbsen
25	613	504	851	48	139	36	6	Zuckermais
								Gemüse, tiefgefroren
12	18	**800**	300	100	**400**	12	3	Bohnen, grün, gegart
215	107	**1247**	**952**	134	349	18	**27**	Brokkoli
20	60	**900**	230	140	130	10	1	Kohlrabi, gegart
8	65	630	400	80	**200**	30	**10**	Möhren (Karotten), gegart
28	35	**1000**	200	**150**	70	**50**	25	Porree (Lauch)
60	40	**1000**	**800**	90	**260**	10	1	Rosenkohl, gegart
8	60	700	500	**150**	**1000**	20	2	Rote Rübe (Bete), gegart
26	60	600	300	80	100	12	5	Rotkohl, gegart
18	50	**1000**	400	**200**	**300**	48	5	Spargel, gegart
12	60	**3500**	400	130	**800**	**110**	20	Spinat, gegart
32	30	**900**	300	70	**200**	12	5	Wirsing
								Gemüse, getrocknet
190	114	**5071**	1902	634	**2535**	76	19	Bohnen, grün, gegart
144	86	4023	2586	747	1437	144	9	Knoblauch
122	398	3856	2448	490	**1224**	184	61	Möhren (Karotten), gegart
150	142	4734	1578	789	789	158	18	Paprika
1404	1182	44322	6648	3694	**19945**	813	15	Petersilienblätter
426	255	4256	**8512**	681	1958	**349**	17	Zwiebeln
								Gemüsesäfte
47	479	**1500**	952	196	**484**	94	**26**	Möhren (Karotten)
39	441	**1544**	965	293	**1901**	62	7	Rote Rübe (Bete)
166	1981	**1693**	907	**369**	406	148	**38**	Sauerkraut

[1] = Erläuterung → *Was Sie über Mineralstoffe wissen sollten*, Seite 4
– = keine Daten   + = nur in Spuren enthalten

LEBENS-MITTEL 100g	Energie kcal	Energie kJ	Natrium mg	Kalium mg	Kalzium mg	Magnesium mg	Phosphor mg
Durchschnittlicher Tagesbedarf[1]			2000 –3000	3000 –4000	800	♂ 350 ♀ 300	800
Spinat	13	54	400	**2177**	**430**	**206**	218
Tomate	15	65	218	**1086**	52	**56**	121
Gemüse, sauer konserviert							
Bohnen, milchsauer	16	66	878	132	41	17	51
Gurken, milchsauer	7	28	873	77	20	9	42
Rote Rübe (Bete)	24	100	225	221	23	15	46
Sauerkraut	16	66	493	168	36	9	46
Tomatenpaprika	17	70	301	117	13	9	48
Pilze, frisch							
Birkenpilz	25	106	2	**346**	9	10	115
Butterpilz	19	81	3	**190**	25	6	70
Champignons (Zucht-)	22	91	9	**430**	8	13	123
Hallimasch	34	143	3	**440**	7	12	70
Morchel (Speisemorchel)	27	113	2	**390**	11	11	162
Pfifferling	18	76	3	**507**	8	14	44
Steinpilz	24	99	6	**486**	23	12	115
Trüffel	50	210	77	**526**	24	**24**	62
Pilze, getrocknet							
Birkenpilz	203	849	16	**2777**	72	80	923
Butterpilz	243	1017	38	**2387**	**314**	75	880
Hallimasch	308	1289	27	**3962**	63	**117**	630
Morchel (Speisemorchel)	277	1160	21	**4001**	113	**113**	1662
Pfifferling	298	1248	49	**8348**	132	**231**	724
Steinpilz	272	1139	69	**5603**	**265**	**138**	1326
Trüffel	158	662	242	**1654**	75	75	195
Pilze, Konserven							
Champignons (Zucht-)	12	52	249	246	9	9	101

[1] = Erläuterung → *Was Sie über Mineralstoffe wissen sollten*, Seite 4
 – = keine Daten   + = nur in Spuren enthalten

Schwefel mg	Chlor mg	Eisen µg	Zink µg	Kupfer µg	Mangan µg	Fluor µg	Jod µg	LEBENS-MITTEL 100g
–	3000–5000	12000–18000	15000	2000–4000	2000–5000	1000	200	Durchschnittlicher Tagesbedarf[1]
103	532	11942	1385	418	2741	398	43	Spinat
41	527	1849	749	372	527	111	9	Tomate
								Gemüse, sauer konserviert
17	1381	460	171	64	205	43	4	Bohnen, milchsauer
7	1376	309	110	60	102	47	4	Gurken, milchsauer
14	345	546	335	102	645	31	3	Rote Rübe (Bete)
38	768	403	218	89	103	48	10	Sauerkraut
11	494	285	150	48	74	36	4	Tomatenpaprika
								Pilze, frisch
35	30	1600	500	300	740	50	10	Birkenpilz
35	30	1280	500	300	62	50	10	Butterpilz
35	67	1000	390	400	110	31	18	Champignons (Zucht-)
35	30	890	500	300	160	50	10	Hallimasch
35	8	1200	500	300	450	50	10	Morchel (Speisemorchel)
35	30	6500	650	600	180	50	3	Pfifferling
20	30	1000	700	230	170	63	10	Steinpilz
40	28	3500	600	350	250	70	45	Trüffel
								Pilze, getrocknet
281	241	12844	4014	2408	5940	401	80	Birkenpilz
440	377	16083	6283	3770	754	628	126	Butterpilz
315	270	8013	4502	2701	1441	450	90	Hallimasch
359	82	12312	5130	3078	4617	513	103	Morchel (Speisemorchel)
576	494	107024	10702	4940	2964	823	54	Pfifferling
231	346	11528	8070	3458	1960	692	115	Steinpilz
126	88	11008	1887	1101	786	220	142	Trüffel
								Pilze, Konserven
21	438	606	193	238	75	39	13	Champignons (Zucht-)

[1] = Erläuterung → *Was Sie über Mineralstoffe wissen sollten*, Seite 4
– = keine Daten   + = nur in Spuren enthalten

LEBENS-MITTEL 100g	Energie kcal	Energie kJ	Natrium mg	Kalium mg	Kalzium mg	Magnesium mg	Phosphor mg
Durchschnittlicher Tagesbedarf[1]			2000 –3000	3000 –4000	800	♂ 350 ♀ 300	800
Pfifferling	10	43	246	290	10	10	51
Steinpilz	14	57	248	278	18	9	92

KRÄUTER, WÜRZMITTEL

Kräuter

LEBENS-MITTEL 100g	Energie kcal	Energie kJ	Natrium mg	Kalium mg	Kalzium mg	Magnesium mg	Phosphor mg
Basilikum	47	198	6	600	369	74	86
Dill	55	232	27	647	230	28	85
Liebstöckel	42	177	20	400	150	30	50
Oregano	57	240	3	280	264	45	34
Thymian	52	219	10	145	336	39	36

Würzmittel

LEBENS-MITTEL 100g	Energie kcal	Energie kJ	Natrium mg	Kalium mg	Kalzium mg	Magnesium mg	Phosphor mg
Apfelessig	16	67	1	100	6	20	9
Kräutersalz	21	89	35100	188	254	121	162
Meersalz	–	–	38000	56	51	37	1
Senf, mittelscharf	87	363	1200	120	130	110	180
Steinsalz	–	–	39000	4	250	120	150
Tomatenketchup	109	456	1200	600	20	18	40
Weinessig	16	67	20	89	15	22	32
Zigeuner-Grillsoße	53	223	908	576	44	34	80

OBST, OBSTPRODUKTE

Obst, frisch

LEBENS-MITTEL 100g	Energie kcal	Energie kJ	Natrium mg	Kalium mg	Kalzium mg	Magnesium mg	Phosphor mg
Acerola	23	96	4	83	12	18	16
Ananas	56	234	2	173	16	17	9
Apfel	48	202	2	144	7	6	10
Apfelsine (Orange)	49	204	1	177	42	14	22
Aprikosen	49	207	2	**278**	16	9	21

[1] = Erläuterung → *Was Sie über Mineralstoffe wissen sollten*, Seite 4
– = keine Daten   + = nur in Spuren enthalten

Schwefel mg	Chlor mg	Eisen µg	Zink µg	Kupfer µg	Mangan µg	Fluor µg	Jod µg	LEBENSMITTEL 100g
–	3000–5000	12000–18000	15000	2000–4000	2000–5000	1000	200	Durchschnittlicher Tagesbedarf[1]
21	415	3749	393	180	121	51	4	Pfifferling
12	415	606	421	180	115	56	8	Steinpilz
								KRÄUTER, WÜRZMITTEL
								Kräuter
17	35	7337	1017	227	524	70	1	Basilikum
50	70	5500	1800	220	2700	70	4	Dill
80	70	2000	1200	120	500	50	4	Liebstöckel
17	34	7384	743	185	755	34	1	Oregano
18	36	**21980**	1099	178	1423	71	1	Thymian
								Würzmittel
20	45	600	200	40	250	20	1	Apfelessig
206	54000	826	369	165	412	64	50	Kräutersalz
20	60000	3000	77	140	200	480	18	Meersalz
200	2500	2000	400	440	220	28	2	Senf, mittelscharf
23	60000	100	50	100	200	50	11	Steinsalz
25	1800	1000	200	400	160	50	1	Tomatenketchup
19	47	500	200	40	250	20	1	Weinessig
41	1370	3130	908	227	218	91	4	Zigeuner-Grillsoße
								OBST, OBSTPRODUKTE
								Obst, frisch
10	10	240	350	120	30	18	1	Acerola
–	39	400	260	80	110	14	+	Ananas
20	2	400	120	100	65	7	2	Apfel
9	4	400	100	67	29	5	2	Apfelsine (Orange)
6	1	650	70	150	**270**	10	1	Aprikosen

[1] = Erläuterung → *Was Sie über Mineralstoffe wissen sollten*, Seite 4
– = keine Daten   + = nur in Spuren enthalten

LEBENS-MITTEL 100g	Energie kcal	Energie kJ	Natrium mg	Kalium mg	Kalzium mg	Magnesium mg	Phosphor mg
Durchschnittlicher Tagesbedarf[1]			2000 –3000	3000 –4000	800	♂ 350 ♀ 300	800
Avocado	230	962	3	**503**	10	**29**	38
Banane	88	367	1	**380**	8	**36**	28
Birne	54	228	2	126	10	8	15
Brombeeren	54	226	3	189	44	**30**	30
Clementine	46	194	2	180	35	11	20
Datteln	289	1209	5	**650**	**65**	**50**	60
Erdbeeren	32	136	3	150	25	15	25
Feigen	61	257	2	**240**	**54**	20	32
Granatapfel	73	307	7	**290**	8	3	17
Grapefruit	41	172	2	180	18	10	17
Guave	35	146	4	**290**	20	13	30
Heidelbeeren	93	390	1	70	15	4	13
Himbeeren	35	148	1	200	40	**30**	44
Honigmelone (Zuckermelone)	54	226	20	**280**	10	10	18
Johannisbeeren, rot	38	159	1	**238**	29	13	27
schwarz	48	202	2	**310**	46	17	40
Kaki	69	290	4	170	8	8	25
Kirschen, sauer	57	237	2	114	20	8	19
süß	60	253	3	229	17	11	20
Kiwi	57	240	4	**295**	38	**24**	31
Limette	32	134	2	100	20	15	12
Litschi	74	311	3	180	8	10	33
Mandarine	46	194	2	210	35	11	20
Mango	56	236	6	200	10	18	13
Maracuja (Passionsfrucht)	67	280	28	**350**	16	**40**	55
Mirabellen	61	257	2	230	12	15	33
Nektarine	60	252	8	**280**	4	10	24

[1] = Erläuterung → *Was Sie über Mineralstoffe wissen sollten*, Seite 4
– = keine Daten   + = nur in Spuren enthalten

Schwefel mg	Chlor mg	Eisen µg	Zink µg	Kupfer µg	Mangan µg	Fluor µg	Jod µg	LEBENS-MITTEL 100g
–	3000–5000	12000–18000	15000	2000–4000	2000–5000	1000	200	Durchschnittlicher Tagesbedarf[1]
20	6	600	400	**210**	200	20	2	Avocado
13	109	550	220	130	**530**	20	3	Banane
20	2	260	230	90	49	12	2	Birne
12	20	900	270	140	**590**	24	1	Brombeeren
10	3	300	100	90	40	10	1	Clementine
60	180	**1900**	340	**300**	150	20	1	Datteln
13	14	960	120	120	200	24	1	Erdbeeren
13	18	600	250	70	130	20	2	Feigen
15	40	500	280	70	130	20	1	Granatapfel
5	2	340	170	40	13	24	1	Grapefruit
12	6	700	900	103	144	10	2	Guave
11	5	740	100	110	**3300**	2	1	Heidelbeeren
17	22	**1000**	350	140	**500**	20	+	Himbeeren
6	45	200	100	40	40	10	1	Honigmelone (Zuckermelone)
–	14	910	200	100	**600**	23	1	Johannisbeeren, rot
–	15	**1290**	180	110	**680**	29	1	schwarz
17	18	350	110	113	**355**	15	2	Kaki
8	21	500	100	100	80	18	+	Kirschen, sauer
8	3	350	150	94	63	18	1	süß
15	66	650	450	120	50	10	2	Kiwi
10	5	400	110	65	40	10	1	Limette
19	3	350	70	148	55	10	2	Litschi
10	4	300	80	90	40	10	1	Mandarine
13	5	450	40	120	30	10	2	Mango
19	37	**1200**	250	120	120	20	1	Maracuja (Passionsfrucht)
10	3	500	100	90	90	2	1	Mirabellen
10	5	500	100	60	44	10	1	Nektarine

[1] = Erläuterung → *Was Sie über Mineralstoffe wissen sollten*, Seite 4
– = keine Daten   + = nur in Spuren enthalten

LEBENS-MITTEL 100g	Energie kcal	Energie kJ	Natrium mg	Kalium mg	Kalzium mg	Magnesium mg	Phosphor mg
Durchschnittlicher Tagesbedarf[1]			2000 –3000	3000 –4000	800	♂ 350 ♀ 300	800
Pampelmuse	46	194	1	216	4	6	17
Papaya	33	137	3	211	21	**40**	16
Pfirsich	43	178	1	205	8	9	22
Pflaumen	57	240	2	221	14	10	18
Preiselbeeren	28	116	2	72	14	6	10
Quitten	40	165	2	200	10	8	20
Reineclauden	62	258	1	**243**	13	10	25
Sanddornbeeren	93	387	4	133	42	**30**	9
Satsuma	46	194	1	216	4	6	17
Stachelbeeren	46	193	2	200	25	15	30
Wassermelone	35	147	1	158	11	3	11
Weintrauben	70	293	2	192	18	9	20
Zitrone	41	170	3	149	11	**28**	16
Zwetschgen	57	240	2	220	14	10	18
Obst, Konserven							
Ananas	84	352	1	75	13	8	7
Aprikosen	86	361	13	196	11	7	15
Birne	72	303	3	73	7	4	8
Brombeeren	80	334	4	81	20	13	38
Erdbeeren	76	319	4	57	13	7	38
Feige	96	400	3	139	30	12	36
Heidelbeeren	82	344	3	32	10	3	31
Himbeeren	77	323	7	92	18	13	13
Kirschen, sauer	88	370	3	101	13	6	30
süß	92	387	2	135	12	7	14
Kiwi	92	385	4	177	22	15	34
Litschi	95	399	3	96	7	6	38

[1] = Erläuterung → *Was Sie über Mineralstoffe wissen sollten*, Seite 4
– = keine Daten   + = nur in Spuren enthalten

Schwefel mg	Chlor mg	Eisen µg	Zink µg	Kupfer µg	Mangan µg	Fluor µg	Jod µg	LEBENSMITTEL 100g
–	3000–5000	12000–18000	15000	2000–4000	2000–5000	1000	200	Durchschnittlicher Tagesbedarf[1]
5	2	110	80	48	17	24	1	Pampelmuse
10	6	400	120	28	30	15	2	Papaya
7	3	480	20	50	110	21	1	Pfirsich
6	2	440	70	93	82	2	1	Pflaumen
–	4	500	250	**260**	**1450**	–	5	Preiselbeeren
5	2	600	150	130	40	6	2	Quitten
4	2	**1140**	100	80	90	2	1	Reineclauden
–	+	440	–	–	–	–	–	Sanddornbeeren
5	2	110	80	48	17	24	1	Satsuma
16	1	630	100	95	40	11	+	Stachelbeeren
12	8	400	100	70	20	11	1	Wassermelone
–	2	510	82	61	73	14	1	Weintrauben
12	5	450	120	**350**	30	10	1	Zitrone
6	2	440	70	95	90	2	1	Zwetschgen
								Obst, Konserven
3	4	300	260	50	180	14	1	Ananas
4	18	454	61	81	166	17	2	Aprikosen
12	4	175	134	70	20	24	3	Birne
6	36	432	132	67	256	28	3	Brombeeren
6	34	413	71	57	96	28	3	Erdbeeren
8	28	392	155	47	86	23	2	Feige
6	27	381	67	60	1493	17	3	Heidelbeeren
7	5	450	157	100	120	27	3	Himbeeren
5	31	326	71	62	57	23	2	Kirschen, sauer
5	3	285	101	53	47	22	2	süß
9	52	439	280	78	42	17	2	Kiwi
11	22	273	55	87	44	19	3	Litschi

LEBENS-MITTEL 100g	Energie kcal	Energie kJ	Natrium mg	Kalium mg	Kalzium mg	Magnesium mg	Phosphor mg
Durchschnittlicher Tagesbedarf[1]			2000 –3000	3000 –4000	800	♂ 350 ♀ 300	800
Mandarine	84	351	3	111	22	7	29
Mango	96	401	5	106	8	11	27
Maracuja (Passionsfrucht)	87	364	17	194	11	23	49
Mirabellen	93	389	3	130	9	9	36
Oliven, grün, gesäuert	143	598	2200	55	61	22	17
schwarz, gesäuert	145	609	820	40	80	16	20
Pfirsich	82	342	3	130	4	5	13
Pflaumen	91	379	12	118	10	7	14
Preiselbeeren, gesüßt	183	765	16	69	11	7	10
Obst, tiefgefroren							
Brombeeren	56	234	3	174	35	**26**	22
Erdbeeren	40	167	3	131	22	12	22
Himbeeren	48	201	2	174	35	**22**	35
Obst, getrocknet							
Apfel	265	1109	10	622	30	34	57
Aprikosen	256	1073	11	**1370**	82	50	108
Banane	281	1178	3	**1220**	26	**128**	90
Birne	282	1180	10	674	47	36	78
Brombeeren	270	1130	15	1000	200	**150**	125
Datteln	273	1142	5	650	63	51	61
Feigen	242	1013	9	850	193	70	108
Pfirsich	276	1156	13	**1340**	47	54	126
Pflaumen	236	988	8	824	41	27	73
Rosinen	280	1170	21	800	31	15	110
Sultaninen	285	1192	12	750	50	35	95
Konfitüren							
Aprikose	250	1044	2	301	18	10	11

[1] = Erläuterung → *Was Sie über Mineralstoffe wissen sollten*, Seite 4
– = keine Daten   + = nur in Spuren enthalten

Schwefel mg	Chlor mg	Eisen µg	Zink µg	Kupfer µg	Mangan µg	Fluor µg	Jod µg	LEBENS-MITTEL 100g
–	3000 –5000	12000 –18000	15000	2000 –4000	2000 –5000	1000	200	Durchschnittlicher Tagesbedarf[1]
6	20	225	72	58	36	18	2	Mandarine
8	23	300	39	72	31	19	3	Mango
11	39	723	155	75	80	23	2	Maracuja (Passionsfrucht)
6	20	341	73	59	64	13	2	Mirabellen
36	3750	1600	150	230	50	30	2	Oliven, grün, gesäuert
40	3800	1600	150	230	50	30	5	schwarz, gesäuert
4	2	300	61	33	60	13	2	Pfirsich
4	19	307	56	62	64	13	2	Pflaumen
–	–	2720	–	–	–	–	–	Preiselbeeren, gesüßt
								Obst, tiefgefroren
10	18	815	236	124	**514**	21	1	Brombeeren
11	12	815	106	106	175	21	1	Erdbeeren
15	19	902	306	124	**436**	17	+	Himbeeren
								Obst, getrocknet
115	11	2291	573	458	372	40	9	Apfel
33	5	4400	434	705	**1465**	54	3	Aprikosen
42	321	1606	642	482	**1606**	64	10	Banane
104	10	1296	1037	518	259	62	8	Birne
60	100	4501	1350	700	**2951**	120	5	Brombeeren
61	183	1900	346	306	153	20	1	Datteln
57	78	2611	1088	305	566	87	7	Feigen
47	11	3012	536	630	736	134	1	Pfirsich
30	52	2300	350	400	450	10	1	Pflaumen
23	10	2000	100	100	267	20	2	Rosinen
44	16	1800	250	350	308	20	2	Sultaninen
								Konfitüren
6	2	858	86	140	276	10	1	Aprikose

LEBENS-MITTEL 100g	Energie kcal	Energie kJ	Natrium mg	Kalium mg	Kalzium mg	Magnesium mg	Phosphor mg
Durchschnittlicher Tagesbedarf[1]			2000 –3000	3000 –4000	800	♂ 350 ♀ 300	800
Erdbeeren	234	981	4	219	37	20	36
Kirschen, süß	250	1048	3	225	16	10	17
Pflaumen	241	1009	2	204	14	9	17
Quitten	236	987	3	127	18	6	13
Obstsäfte							
Apfel	48	200	6	230	16	12	47
Apfelsine, ungesüßt	45	189	6	313	73	26	67
Grapefruit, ungesüßt	48	202	7	**441**	43	24	67
Himbeeren, frisch	30	125	5	304	65	**39**	90
Kirschen, sauer	66	276	6	309	36	18	62
Mandarine, frisch	43	181	6	**366**	68	22	66
Weintrauben	68	286	3	148	13	9	12
Zitrone, frisch	34	140	8	269	40	**52**	66
SÜSSWAREN							
Getränke, Speisen, Brotaufstriche							
Apfelkraut, ungesüßt	212	889	9	605	33	28	47
Bienenhonig i. D.	314	1315	7	47	5	3	18
Diabetikerschokolade	505	2113	151	552	254	94	287
Fruchtschnitten	327	1371	45	238	111	35	105
Hartkaramellen, Bonbondrops	370	1550	149	134	17	6	11
Kakaogetränk-Pulver	402	1683	250	410	33	150	190
Kakaopulver, schwach entölt	391	1636	20	2000	120	**420**	660
Marzipan, Rohmasse	546	2286	4	553	163	130	293
Melassesirup, dunkel	270	1129	96	1470	500	140	31
Milchspeiseeis	153	641	62	182	148	16	129
Müsliriegel	413	1728	6	453	84	90	205

[1] = Erläuterung → *Was Sie über Mineralstoffe wissen sollten*, Seite 4
– = keine Daten   + = nur in Spuren enthalten

Schwefel mg	Chlor mg	Eisen µg	Zink µg	Kupfer µg	Mangan µg	Fluor µg	Jod µg	LEBENS-MITTEL 100g
–	3000–5000	12000–18000	15000	2000–4000	2000–5000	1000	200	Durchschnittlicher Tagesbedarf[1]
19	21	1461	180	183	296	35	1	Erdbeeren
7	2	515	140	81	60	16	1	Kirschen, süß
6	2	563	71	97	89	2	1	Pflaumen
6	7	553	104	92	32	5	1	Quitten
								Obstsäfte
36	33	749	201	151	135	32	5	Apfel
17	36	737	285	131	72	29	6	Apfelsine, ungesüßt
12	34	703	355	120	48	72	5	Grapefruit, ungesüßt
27	63	**1562**	556	223	**779**	50	3	Himbeeren, frisch
14	62	855	187	173	150	49	3	Kirschen, sauer
19	35	591	208	175	93	38	4	Mandarine, frisch
–	3	430	40	48	50	10	+	Weintrauben
23	38	848	240	**547**	91	37	3	Zitrone, frisch
								SÜSSWAREN
								Getränke, Speisen, Brotaufstriche
93	9	1861	465	372	302	33	7	Apfelkraut, ungesüßt
2	15	1300	198	90	28	30	+	Bienenhonig i. D
97	217	2098	1326	706	821	55	12	Diabetikerschokolade
46	68	831	564	218	1333	19	5	Fruchtschnitten
28	23	942	10	57	11	44	0	Hartkaramellen, Bonbondrops
200	130	2400	1900	1100	2000	100	3	Kakaogetränk-Pulver
200	42	12000	5000	**3900**	**3500**	120	3	Kakaopulver, schwach entölt
98	26	2753	1629	558	1239	59	1	Marzipan, Rohmasse
69	820	9200	20	430	20	100	0	Melassesirup, dunkel
37	142	131	478	28	19	34	9	Milchspeiseeis
105	26	2654	1667	666	2140	31	3	Müsliriegel

[1] = Erläuterung → *Was Sie über Mineralstoffe wissen sollten*, Seite 4
– = keine Daten   + = nur in Spuren enthalten

LEBENS-MITTEL 100g	Energie kcal	Energie kJ	Natrium mg	Kalium mg	Kalzium mg	Magnesium mg	Phosphor mg
Durchschnittlicher Tagesbedarf[1]			2000 –3000	3000 –4000	800	♂ 350 ♀ 300	800
Nuß-Nougat-Creme, süß	406	1699	56	390	170	66	200
Sahne-Milch-Schokolade	510	2136	87	280	103	57	145
Schokolade, weiß	562	2351	157	251	187	25	142
Zitronensorbet	150	626	4	61	12	12	38
Zucker, braun (Rohzucker)	386	1617	30	230	60	15	20
Zucker, weiß	399	1670	+	2	1	+	+
GETRÄNKE, alkoholfrei							
Bier, alkoholfrei	28	116	3	50	3	6	15
Cola, koffeinhaltig	46	194	7	1	4	1	15
kalorienarm	3	11	8	1	4	1	17
Fruchtsäfte	54	224	4	38	9	4	50
Getränkepulver, Orangensaft	374	1566	8	166	84	2	134
Kaffee, Instantpulver, trocken	96	401	50	4000	160	390	360
Limonaden	26	110	7	1	5	1	3
kalorienarm	2	10	6	1	5	1	3
Malzbier	49	204	1	45	1	6	5
Malzkaffee	134	563	70	820	30	40	100
GETRÄNKE, alkoholhaltig							
Apfelwein	48	199	7	70	8	3	3
Bockbier	58	242	4	30	6	8	25
Export, hell	45	190	5	33	6	8	20
Pils, hell	42	175	5	35	6	8	20
Weizenbier, hefehaltig	40	169	5	22	3	8	13
Rotwein, mittlere Qualität	60	251	3	100	7	8	13
Sekt	72	302	4	60	3	6	7
Spirituosen i. D.	203	852	1	11	3	1	8
Weißwein, lieblich	102	428	13	110	14	11	13

[1] = Erläuterung → *Was Sie über Mineralstoffe wissen sollten*, Seite 4
– = keine Daten   + = nur in Spuren enthalten

Schwefel mg	Chlor mg	Eisen µg	Zink µg	Kupfer µg	Mangan µg	Fluor µg	Jod µg	LEBENSMITTEL 100g
–	3000–5000	12000–18000	15000	2000–4000	2000–5000	1000	200	Durchschnittlicher Tagesbedarf[1]
70	118	1710	982	507	732	33	8	Nuß-Nougat-Creme, süß
51	69	1414	719	501	326	34	11	Sahne-Milch-Schokolade
50	170	265	616	33	18	26	9	Schokolade, weiß
6	33	327	91	127	67	26	8	Zitronensorbet
14	40	3000	30	60	20	20	0	Zucker, braun (Rohzucker)
–	2	250	10	15	10	–	0	Zucker, weiß
								GETRÄNKE, alkoholfrei
10	20	50	20	40	30	50	1	Bier, alkoholfrei
7	10	30	10	30	10	20	1	Cola, koffeinhaltig
8	11	34	11	34	11	22	1	kalorienarm
4	47	186	62	36	56	33	4	Fruchtsäfte
3	5	650	150	80	50	30	4	Getränkepulver (Orangensaft)
60	50	4400	500	50	20	200	20	Kaffee, Instantpulver, trocken
7	11	65	40	15	30	30	4	Limonaden
6	10	67	42	17	33	33	4	kalorienarm
8	20	210	20	90	30	50	1	Malzbier
90	90	750	90	60	20	20	2	Malzkaffee
								GETRÄNKE, alkoholhaltig
5	6	500	240	40	200	20	40	Apfelwein
20	20	20	20	40	30	50	1	Bockbier
16	30	10	20	40	30	50	1	Export, hell
16	30	30	20	40	30	50	1	Pils, hell
16	30	20	20	40	30	50	1	Weizenbier, hefehaltig
12	18	900	200	100	300	20	70	Rotwein, mittlere Qualität
6	7	500	200	50	300	30	50	Sekt
1	7	47	8	7	40	9	1	Spirituosen i. D.
15	7	580	200	50	140	30	35	Weißwein, lieblich

[1] = Erläuterung → *Was Sie über Mineralstoffe wissen sollten*, Seite 4
– = keine Daten   + = nur in Spuren enthalten

Quellen

Bundeslebensmittelschlüssel für Verzehrserhebungen 1989 (BLS II), Institut für Sozialmedizin und Epidemiologie des Gesundheitsamtes Berlin.

Souci, S.W., Fachmann, W.; Kraut, H.: Die *Zusammensetzung der Lebensmittel*.

Nährwert-Tabellen 1986/87. Wissenschaftliche Verlagsgesellschaft mbG, Stuttgart, 1986.

CIP-Titelaufnahme der Deutschen Bibliothek

Hopfenzitz, Petra:
GU-Kompaß Mineralstoffe: aktuell. Das Richtige essen – gesund bleiben. Mineralstoffe und Spurenelemente in unseren Lebensmitteln. 10 000 Werte auf einen Blick. Die praktische Einkaufshilfe mit allem, was Sie über Mineralstoffe wissen sollten. / Petra Hopfenzitz. – 3. Aufl. – München: Gräfe u. Unzer, 1993
  (GU-Gesundheits-Kompasse)
  ISBN 3-7742-2510-9

3. Auflage 1993
© 1990 Gräfe und Unzer Verlag GmbH München

Redaktion: Doris Schimmelpfennig-Funke
Lektorat: Kurt Gallenberger
Gestaltung: Heinz Kraxenberger
Produktion: Helmut Giersberg
Druck und Bindung: Ludwig Auer GmbH
ISBN 3-7742-2510-9